Gli Olii Essenziali

L'Anima delle Piante

Mario Minuti

A mia moglie Rosanna
alle mie figlie Scilla e Cecilia

Se l'Universo è una immensa vibrazione elettromagnetica che può manifestarsi in gran parte come Materia Oscura e in piccola parte come Materia Visibile, come possono i nostri corpi fatti di materia e dunque di vibrazioni non essere soggetti alle vibrazioni che provengono dagli Oli Essenziali?

Gli oli essenziali sono il profumo delle piante, la loro anima manifesta, risanano il corpo, risvegliano la spiritualità e riportano i nostri corpi sottili in armonia con le energie dell'Universo.

Prefazione

Ho conosciuto Mario Minuti molti anni fa in ambito universitario (dopo il suo Diploma di Specializzazione in Scienza e Tecnica delle Piante officinali) ed è sempre stato una persona precisa, curiosa e scrupolosa, entusiasta ed interessata al mondo delle piante officinali e al loro utilizzo in campo erboristico-fitoterapico, spesso rimettendosi in gioco per studiare e approfondire aspetti scientifici importanti per la sua formazione e cultura.

Gli olii essenziali, così come le piante aromatiche o le spezie da cui vengono estratti, da sempre hanno avuto un ruolo importante nella ricerca dei composti naturali da utilizzare sia in campo alimentare, cosmetico, farmaceutico, ma anche aromaterapico e salutistico. Si adoperano infatti in diversi modi: inalati, usati per suffumigi o bagni aromatici, o diffusi negli ambienti; oppure diluiti con oli grassi vegetali per applicazioni locali, massaggi, impacchi, creme

La Guida all'uso, scritta dall'amico Mario Minuti, riporta non solo una breve descrizione di cosa sono gli olii essenziali, da dove e come vengono ottenuti, e quali proprietà possiedono (proprietà ormai conclamate sia dall'utilizzo nella tradizione popolare che dalla letteratura scientifica, a seguito di anni di ricerche scientifiche in questo settore), ma si addentra anche in una precisa e puntuale descrizione di circa trenta piante aromatiche, tra le più utilizzate, conosciute e commercializzate in questi anni, e delle quali riporta sia la tecnica di ottenimento dell'olio essenziale, i componenti principali e l'uso che se ne fa sia per via interna che esterna, con molte indicazione della posologia di ciascun olio. Vengono anche riportati esempi di formulazioni contenenti gli olii essenziali e assieme ad oli grassi utilizzati come veicoli oltre ad alcune indicazioni in aromaterapia.

Il valore aggiunto di questo piccolo trattato sugli oli essenziali è quello di fornire al lettore una lettura esaustiva e scorrevole sugli aspetti botanici e storici degli olii essenziali trattati, i benefici che l'uso di questi oli essenziali può portare all'organismo umano, unitamente a qualche consiglio partico sulla loro somministrazione, controindicazioni e precauzioni d'uso. Gli oli essenziali, infatti, sono rimedi molto potenti ed efficaci e vanno usati correttamente (ne bastano sempre poche gocce), magari sotto consiglio di persone esperte.

Luisa Pistelli
Docente di Biologia Farmaceutica, Università di Pisa

Indice

7

1 Oli Essenziali

1.1 Cosa Sono

Gli oli essenziali sono composti naturali di origine vegetale costituiti da **miscele di sostanze volatili** a temperatura ambiente. In altre parole, un olio essenziale non è costituito da una singola molecola, bensì da una miscela di diverse molecole, generalmente aventi natura *terpenica*.

I *terpeni* sono una grande classe di composti organici presenti in natura; sono noti anche come *isopreni* e la loro struttura è basata su ripetizione di *unità isopreniche* $(C_5H_8)_x$ con $x > 2$.

$$CH_3$$
$$H_2C \!=\!\! C \!-\! C \!=\! CH_2$$
$$H$$

$$H_3C$$
$$C \!=\! CH$$
$$CH_2 \quad H_2C \!-\! CH_2$$

I Terpeni sono i principali costituenti della resina vegetale e degli oli essenziali estratti dalle piante. Al contrario dei *terpenoidi*, che possono includere eteroatomi quali l'ossigeno O_2 e un diverso riarrangiamento strutturale, i terpeni sono gli idrocarburi di base della molecola.

A seconda del numero di unità isopreniche si possono avere i **monoterpeni** $C_{10}H^{16}$, formati dalla condensazione di due unità, i **sesquiterpeni** $C_{15}H_{24}$ formati da 3 unità, i **diterpeni** $C_{20}H_{32}$ formati da 4 unità, i **triterpeni**, $C_{30}H_{48}$ da 6 unità, i **tetra terpeni** (caroteni) $C_{40}H_{64}$ da 8 unità ecc.

Le essenze vengono prodotte dalle piante per molteplici ragioni e in alcuni casi forse anche come scarti della loro attività sintetica. Le principali funzioni conosciute sono quelle di tipo difensivo verso i vari parassiti unicellulari (batteri, funghi, virus) o pluricellulari (insetti, animali superiori), ma esistono anche ipotesi fondate che le essenze svolgano funzione **allelopatica**, cioè che riduce la competizione interspecie, perché diminuisce l'attività o elimina altre piante potenzialmente competitrici nella disponibilità delle risorse (nutrienti, acqua, luce) e infine di attrazione degli animali impollinatori.

Caratteristiche comuni a tutti gli oli essenziali:

❀ Dal punto di vista **chimico**, queste sostanze si caratterizzano per:

— Una **spiccata volatilità** (presenza di *composti bassobollenti*);

10

- Una **composizione molto complessa** basata perlopiù su composti aventi basso peso molecolare.

🏵 Dal punto di vista **biologico** invece, gli oli essenziali si caratterizzano per:

- Essere **prodotti da cellule specifiche** per poi essere **riversati all'esterno**, oppure **raccolti in spazi specializzati** all'interno della pianta stessa;
- Specifiche caratteristiche organolettiche;
- Possedere anche se in misura variabile una certa **attività antimicrobica.**

1.2 Dove si Trovano

Gli oli essenziali vengono prodotti da numerosissime piante. Come detto prima, una volta sintetizzati questi composti possono essere riversati all'esterno oppure segregati in strutture specializzate all'interno della pianta.

Tralasciando la localizzazione degli oli essenziali a livello cellulare e osservando la pianta a livello macroscopico, è possibile affermare che questi prodotti possono essere presenti in differenti parti della stessa. Ad esempio in alcune piante l'olio essenziale è concentrato nelle **foglie**, in altre nei **frutti** o nelle **bucce**, in altre ancora potrebbe trovarsi all'interno dei **fiori**, mentre in taluni casi addirittura nelle **radici**.

In funzione della localizzazione cui sono destinati, è possibile distinguere:

❀ Oli essenziali prodotti da strutture specializzate con conseguente *rilascio all'esterno* della pianta. In questi casi, generalmente, le essenze esercitano un'*azione attrattiva* nei confronti degli *insetti impollinatori*; pertanto, hanno *proprietà di richiamo*.

❀ Oli essenziali prodotti e in seguito **accumulati all'interno di strutture specializzate** presenti in diverse parti della pianta, più o meno in superficie: ad esempio nelle tasche schizo-lisigene (i puntini visibili ad occhio nudo nella buccia dei frutti degli agrumi e si presentano, in sezione, come cavità sferiche, non chiaramente delimitate, in prossimità dell'epidermide). In questi casi, gli oli essenziali non vengono rilasciati verso l'esterno e, con molta probabilità, espletano un *ruolo di tipo allelopatico* (competizione inibitoria verso altre piante).

1.3 Estrazione

Per poter estrarre correttamente un olio essenziale è necessario conoscere in quale struttura della pianta è contenuto al fine di scegliere il **metodo estrattivo più idoneo**. Nella maggioranza dei casi, le essenze vengono estratte dalla **pianta fresca e *non essiccata***; in alcuni casi, limitati, è tuttavia possibile estrarre gli oli volatili anche da **materiali derivati**, quali sono, ad esempio, le resine (***incenso, mirra***) e le oleoresine (***trementina***).

In alcune piante, utilizzando parti diverse delle stesse, con differenti metodi estrattivi è possibile estrarre oli essenziali diversi. È questo l'esempio dell'Arancio amaro (*Citrus aurantium*): dalla **buccia** del frutto si estrae l'***Olio essenziale di Arancio amaro***; dai **fiori** è possibile ottenere un ***Olio essenziale di "Neroli"***; mentre dalle **foglie** si può ottenere l'***Olio essenziale*** conosciuto come *"Petit-grain"*.

Fra i principali metodi di estrazione utilizzati per ricavare gli oli essenziali, ritroviamo:

❀ **Pressatura, spremitura** a freddo. Si tratta di metodi utilizzati perlopiù per l'estrazione di oli essenziali dagli agrumi. In particolare, la spremitura prevede la rottura delle tasche oleifere contenenti l'olio essenziale presenti sulla buccia di questi frutti.

❀ **Distillazione diretta** (procedimento estrattivo utilizzato limitatamente ai casi in cui gli oli essenziali devono essere estratti da materiali derivati come, ad esempio, ***resine*** ed ***oleoresine***);

14

❀ **Distillazione in corrente di vapore** (è la tecnica estrattiva maggiormente diffusa);

❀ **Enflourage** (si tratta di una tecnica estrattiva utile per ottenere oli essenziali da fiori molto delicati, esempio Rosa);

❀ Estrazione con **solventi chimici**;

1.4   Proprietà

Agli oli essenziali vengono riconosciute svariate proprietà, difficilmente elencabili in quanto ogni essenza presenta **caratteristiche proprie** conferitele dalla sua particolare **composizione**. Spesso e volentieri, gli oli essenziali contribuiscono insieme ad altri componenti della pianta a delineare le proprietà riconosciute a numerose piante ed erbe medicinali.

Gli Oli essenziali hanno dimostrato di essere in grado di esercitare alcune **attività** nei confronti di determinati apparati degli esseri umani. In merito a quest'ultimo punto, di seguito riportiamo alcuni esempi.

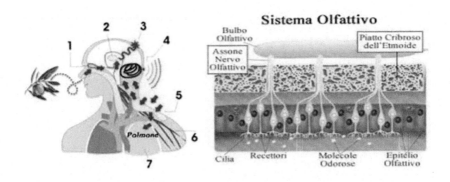

Gli oli essenziali grazie alle loro intense note olfattive hanno effetti generalmente benefici sulla nostra psiche. Il loro profumo raggiunge direttamente, attraverso l'olfatto, i centri nervosi cerebrali corticali e la struttura limbica, modulando così le risposte neurovegetative, autonome e istintive.

16

A livello della mucosa superiore delle fosse nasali sono presenti:

🏵 **Cellule olfattive**: i neuroni primari bipolari con ciglia olfattive libere nella cavità nasale per la captazione degli stimoli odorosi e con i prolungamenti assonali verso il bulbo olfattivo.

🏵 **Cellule di sostegno**: intercalate tra i neuorni primari, con funzioni epiteliali.

🏵 **Ghiandole di Bowman**: permettono all'epitelio olfattivo di essere perennemente umido per facilitare la captazione olfattiva.

2 L'Olfatto

2.1 Il Senso delle Emozioni

Il Nervo Olfattivo appartiene al primo paio dei Nervi Cranici.   E' il più ancestrale, il primo che si forma negli esseri viventi.

Le persone possono ricordare:

35% di quanto annusano

2% di ciò che ascoltano

5% di ciò che vedono

1% di ciò che toccano

L'olfatto è stato definito come il senso delle emozioni, deputato cioè a conferire una sfumatura emotiva alle nostre percezioni senza fornire informazioni troppo dettagliate, aiutandoci a processare fatti e cose in modo diverso e più complesso rispetto agli altri quattro sensi.

L'olfatto tra i cinque sensi è quello che più degli altri ci riconduce alla nostra condizione animale, dove il rapporto con il mondo non è mediato dalla coscienza, dal pensiero, dal linguaggio, ma da quella reazione immediata di piacere o di disgusto che ci fa riconoscere, senza alcuna mediazione, cosa è bene e cosa è male per noi. La nostra reazione è istintiva, non mediata e le nostre scelte, le emozioni, il nostro umore sono influenzate dalla percezione degli odori.

Gli odori vanno a influenzare la Psiconeuroendocrinoimmunologia, la **PNEI**, pertanto vanno a modulare la Psiche e lo stato dell'umore.

Ogni essere umano, alla stregua di molti esseri viventi, ha un proprio odore determinato da fattori genetici e ambientali che la identificano e la caratterizzano, pertanto non tutti gli o.e. sono adatti a ogni individuo in quanto si deve armonizzare con l'odore personale.

2.2 Gli Oli Essenziali e l'Olfatto

Gli oli essenziali e le note aromatiche che li caratterizzano e identificano, interagiscono con il nostro olfatto andando a influenzare la nostra psiche. *L'aromaterapia* basa i suoi trattamenti sugli *effetti benefici* che i profumi emanati dagli oli essenziali hanno su coloro che li annusano.

Gli oli essenziali possono quindi agire su tutto quel complesso di reazioni che si riconducono alla **PNEI**, la Psico Neuro Endocrino Immunologia.

Le essenze hanno il potere di modulare la psiche, il nostro atteggiamento mentale, il sistema neurovegetativo autonomo e tutte le reazioni ad esso collegate, il sistema ghiandolare ormonale endocrino e persino l'immunità, rinforzandola e adeguandola alla necessità. Questo ci fa ragionare sul perché alcuni oli essenziali in aromaterapia vengono usati come *euforizzanti*, altri come *rilassanti* ed altri ancora come *stimolanti* ed *equilibranti*.

Sistema Nervoso Centrale: alcuni oli essenziali, impiegati in *Aromaterapia*, sembrano essere in grado di interferire con lo *stato dell'umore* e con le sensazioni dell'individuo a livello nervoso, conscio e inconscio. Quest'attività è determinata dalla percezione a livello olfattivo delle sostanze volatili presenti nell'essenza che possono indurre una reazione inconsapevole di benessere o malessere.

Apparato digerente: certi oli essenziali contengono composti terpenici che, per via della loro capacità irritativa, a contatto con le mucose dello stomaco, stimolano in maniera diretta la produzione di una maggiore quantità di succhi gastrici. Allo stesso tempo, può esservi anche una stimolazione riflessa dovuta alla percezione olfattiva e legata alle proprietà organolettiche della droga contenente oli essenziali: l'aroma del *basilico* o del *timo* fa aumentare la salivazione a livello buccale, questo a livello gastrico, è recepito come un preannuncio dell'arrivo del cibo e di conseguenza c'è l'aumento della secrezione dei succhi gastrici.

Apparato urinario: alcuni componenti degli oli essenziali sono in grado di espletare un'azione diuretica e antisettica riconducibile all'irritazione esercitata nei confronti dei tubuli renali (*Cajeput o.e.*).

Apparato respiratorio: diversi componenti di differenti oli essenziali sono dotati di attività espettoranti, antitussive, antiinfiammatorie; ne sono un esempio l'olio essenziale di *Eucalipto* e di *Pino mugo*. Le proprietà espettoranti sono dovute ad una blanda irritazione delle mucose delle vie aeree superiori, dei bronchi, che incrementa la secrezione di muco più fluido, che favorisce lo scivolamento di quello più denso verso l'espettorazione.

2.3 Impieghi e Sicurezza d'uso degli Oli Essenziali

Gli impieghi degli oli essenziali sono molteplici; particolarmente diffuso è il loro utilizzo nella realizzazione di **prodotti cosmetici** di vario tipo, come profumi, oli da massaggio, detergenti per corpo e capelli, creme, ecc.

Allo stesso tempo, gli oli essenziali costituiscono gli ingredienti base dell'Aromaterapia che si propone di risolvere disturbi e migliorare il benessere dell'organismo mediante l'uso delle essenze.

In alcuni casi, degli oli essenziali viene fatto anche un uso alimentare (ovviamente, devono essere utilizzati solo ed esclusivamente prodotti accertati come sicuri per la somministrazione orale).

In qualsiasi caso, indipendentemente dal tipo di uso, gli oli essenziali necessitano di essere **diluiti prima dell'utilizzo**. Difatti, allo stato puro, tutte le essenze, in maniera più o meno accentuata, sono capaci di causare *irritazione della cute e delle mucose*.

2.4 Fenomeni di Tossicità Acuta e Cronica

Come qualsiasi altra sostanza, anche gli oli essenziali possono determinare tossicità **acuta o cronica** a seconda delle modalità e dei tempi di impiego della droga stessa.

La *tossicità acuta* si manifesta subito quando l'olio essenziale, o la droga che lo contiene, sono stati assunti in **dosi non adeguate o eccessive**; oppure quando il soggetto che ha assunto il prodotto risulta ipersensibile nei confronti dei componenti dell'olio essenziale.

La *tossicità cronica*, invece, si può manifestare in seguito ad un **uso protratto nel tempo** dell'olio essenziale o della droga che lo contiene. Un esempio di tossicità di questo tipo è riscontrabile nel cosiddetto **absintismo**, intossicazione dovuta ad un abuso di **Assenzio** (*Artemisia absinthium*), o meglio, del liquore da esso ottenuto.

2.5 Note Olfattive degli O.E.

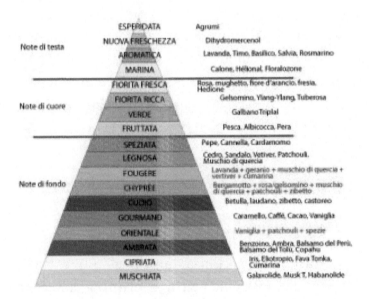

Le *Note di Testa* rappresentano la punta della piramide. Esse sono ciò che riusciamo a percepire con il nostro olfatto non appena si vaporizza la fragranza: inizialmente ciò che si sentirà di più sarà l'alcol e poi gli elementi aromatici o freschi che durano pochi secondi lasciando una piacevole sensazione di leggerezza. Sono molto volatili, hanno una vibrazione alta e sottile, sono fresche e fruttate come quelle degli agrumi e hanno un effetto calmante come l'Arancio, il Bergamotto, l'Eucalipto, il Finocchio, il Limone, la Menta.

Le *Note di Cuore* dopo qualche minuto cominceranno ad emergere e sono quelle che realmente compongono il profumo. Gli elementi fioriti, fruttati o a base di erbe sono quelli che sentiamo di più con il nostro olfatto e sono anche quelli che durano di più sulla nostra pelle. Hanno una frequenza leggera, ampia che porta verso il cuore. È una vibrazione che apre e tocca l'anima. Sono capaci di liberare le emozioni. In una composizione sono le note dolci e leggermente aspre date dai fiori e dalle foglie come l'Anice, la Lavanda, la Salvia, il Tea tree oil.

Le *Note di Base* sono la base o il fondo della piramide. Sono i profumi della vibrazione bassa, densa, dal profumo caldo e pesante, dalla minor volatilità. Gli elementi che la compongono sono la scia della fragranza e sono anche quelli che aderiscono di più alla pelle. Sono gli oli ricavati dai legni, dalle resine e dalle spezie e hanno un effetto tonificante. Aiutano a dare stabilità e forza come il Pino pumilio, il Rosmarino, il Timo.

23

AVVERTENZE

I suggerimenti dati per l'utilizzo degli Oli Essenziali devono essere considerati delle indicazioni presenti in letteratura, pertanto per l'utilizzo a fini terapeutici è bene consultare il proprio Medico e in alternativa il Farmacista o l'Erborista di fiducia.

3 Effetti sui Sistemi

Gli oli essenziali e le note aromatiche che li caratterizzano e identificano interagiscono con il nostro olfatto andando a influenzare la nostra psiche. L'*aromaterapia* basa i suoi trattamenti sugli *effetti benefici* che i profumi emanati dagli oli essenziali hanno su coloro che li annusano.

Gli oli essenziali possono quindi agire su tutto quel complesso di reazioni che si riconducono alla **PNEI**, la **P**sico **N**euro **E**ndocrino **I**mmunologia.

Le essenze hanno il potere di modulare la psiche, il nostro atteggiamento mentale, il sistema neurovegetativo autonomo e tutte le reazioni ad esso collegate, il sistema ghiandolare ormonale endocrino e persino l'immunità, rinforzandola e adeguandola alla necessità. Questo ci fa ragionare sul perché alcuni oli essenziali in aromaterapia vengono usati come *euforizzanti*, altri come *rilassanti* ed altri ancora come *stimolanti* ed *equilibranti*.

**Sistema Nervoso Centrale** Alcuni oli essenziali, impiegati in Aromaterapia, sembrano essere in grado di interferire con lo stato dell'umore e con le sensazioni dell'individuo a livello nervoso, conscio e inconscio. Quest'attività è determinata dalla percezione a livello olfattivo delle sostanze volatili presenti nell'essenza che possono indurre una reazione inconsapevole di benessere o malessere.

Apparato digerente certi oli essenziali contengono composti terpenici che, per via della loro capacità irritativa, a contatto con le mucose dello stomaco, stimolano in maniera diretta la produzione di una maggiore quantità di succhi gastrici. Allo stesso tempo, può esservi anche una stimolazione riflessa dovuta alla percezione olfattiva e legata alle proprietà organolettiche della droga contenente oli essenziali: l'aroma del basilico o del timo fa aumentare la salivazione a livello buccale, questo a livello gastrico, è recepito come un preannuncio dell'arrivo del cibo e di conseguenza c'è l'aumento della secrezione dei succhi gastrici.

Apparato urinario alcuni componenti degli oli essenziali sono in grado di espletare un'azione diuretica e antisettica riconducibile all'irritazione esercitata nei confronti dei tubuli renali (Cajeput o.e.).

Apparato respiratorio diversi componenti di differenti oli essenziali sono dotati di attività espettoranti, antitussive, antiinfiammatorie; ne sono un esempio l'olio essenziale di Eucalipto e l'Olio essenziale di Pino mugo. Le proprietà espettoranti sono dovute ad una blanda irritazione delle mucose delle vie aeree superiori, dei bronchi, che incrementa la secrezione di muco più fluido, che favorisce lo scivolamento di quello più denso verso l'espettorazione.

3.1 Impieghi e Sicurezza d'uso degli Oli Essenziali

Gli impieghi degli oli essenziali sono molteplici; particolarmente diffuso è il loro utilizzo nella realizzazione di **prodotti cosmetici** di vario tipo, come profumi, oli da massaggio, detergenti per corpo e capelli, creme, ecc.

Allo stesso tempo, gli oli essenziali costituiscono gli ingredienti base dell'*Aromaterapia* che si propone di risolvere disturbi e migliorare il benessere dell'organismo mediante l'uso delle essenze.

In alcuni casi, degli oli essenziali viene fatto anche un **uso alimentare** (ovviamente, devono essere utilizzati solo ed esclusivamente prodotti accertati come sicuri per la somministrazione orale).

In qualsiasi caso, indipendentemente dal tipo di uso, gli oli essenziali necessitano di **essere diluiti prima dell'utilizzo**. Difatti, allo stato puro, tutte le essenze, in maniera più o meno accentuata, sono capaci di causare *irritazione della cute e delle mucose*.

3.2 Fenomeni di Tossicità Acuta e Cronica

Come qualsiasi altra sostanza, anche gli oli essenziali possono determinare tossicità **acuta o cronica** a seconda delle modalità e dei tempi di impiego della droga stessa.

La *tossicità acuta* si manifesta subito quando l'olio essenziale, o la droga che lo contiene, sono stati assunti in dosi non adeguate o eccessive; oppure quando il soggetto che ha assunto il prodotto risulta ipersensibile nei confronti dei componenti dell'olio essenziale.

La *tossicità cronica*, invece, si può manifestare in seguito ad un **uso protratto nel tempo** dell'olio essenziale o della droga che lo contiene. Un esempio di tossicità di questo tipo è riscontrabile nel cosiddetto **absintismo**, intossicazione dovuta ad un abuso di **Assenzio** (*Artemisia absinthium*), o meglio, del liquore da esso ottenuto.

4 Principali Oli Essenziali

4.1 Anice Verde O.E.

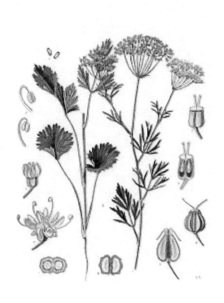

L'**Anice comune** (*Pimpinella anisum*), detta anche **anice verde**, è una pianta erbacea annuale appartenente alla famiglia delle **Apiaceae** o **Umbelliferae**.

Viene chiamato comunemente anice verde per distinguerlo dall'**Anice stellato** di diversa natura botanica. Ne consumiamo i semi che sono simili a quelli del finocchio però più piccoli e più scuri, con un odore diverso e più intenso.

Pianta originaria del Mediterraneo orientale dove cresce spontanea, ma anche coltivata annualmente.

I frutti si raccolgono fra agosto e settembre e si essiccano al sole.

Fin dall'antichità utilizzata come condimento e come rimedio eupeptico.

Ha un uso tutt'ora molto diffuso in liquoristica, alimentare e nell'industria farmaceutica.

L'Olio Essenziale viene estratto in corrente di vapore.

È ricco di **Anetolo** (70-90%), Cumarine e Furocumarine, Flavonoidi e Triterpeni. Gli effetti farmacologici vengono attribuiti principalmente all'Anetolo.

Impiego Uso interno:

❀ è utilizzato per il **Sistema gastrointestinale** perché favorisce la digestione e contrasta la formazione di gas intestinali inducendo la secrezione salivare e la motilità intestinale,

❀ per l'**Apparato respiratorio** calma la tosse e fluidifica i catarri bronchiali nella bronchite spastica e nell'asma,

❀ per aumentare la **secrezione lattea** esercitando una azione antagonista verso la dopamina che inibisce la produzione di prolattina.

L'anice e i suoi preparati possono interferire con l'attività di farmaci, quali:

❀ FANS o cortisonici, poiché l'assunzione concomitante di anice può potenziarne le lesioni gastriche;

❀ Anticoagulanti, eparine a basso peso molecolare, antiaggreganti piastrinici, perchè aumenta il rischio di sanguinamenti.

30

Per la presenza di furocumarine, l'anice può essere fotosensibilizzante.

Da non utilizzare in gravidanza poiché **stimola le contrazioni uterine**.

Consigli d'Uso

❀ Per via orale: 1 goccia di olio essenziale in un cucchiaino con un po' di sciroppo d'Agave o di Acero al momento del pasto per problemi di digestione.

❀ Sulla pelle: 10 gocce di olio essenziale in 5 ml di macerato di Iperico per massaggiare la pancia in caso di coliche.

❀ In diffusione: aroma simile alla liquirizia.

Nota Aromatica   Nota di Cuore, profumo dolce.

4.2 Anice Stellato O.E.

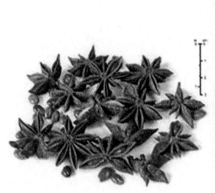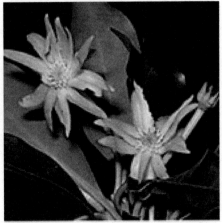

L'anice stellato è noto anche come **Anice Badiana** (*Illicium verum, Illicium anisatum*), Famiglia delle **Magnoliace**.

Origine: Cina, Filippine e Giappone. Classificato anche come appartenente alla famiglia delle **Schisandraceae**.

È un albero tropicale sempreverde, alto fino a 10 metri. Il fiore presenta numerosi stami e 8-12 carpelli che danno altrettanti follicoli uniseminati, disposti come i raggi di una stella. Il frutto è un follicolo legnoso formato da 8-12 lobi disposti a stella da cui il nome. La droga è costituita dai follicoli legnificati.

Produce un olio essenziale il cui principio attivo contiene principalmente anetolo presente anche nell'Anice verde.

L'estrazione avviene in corrente di vapore.

Come per l'olio essenziale di Anice verde, l'anice stellato è usato come antispasmodico intestinale, stimolante e stomachico pertanto ha attività digestive, carminative, eupeptiche, stimolanti le ghiandole esocrine dello stomaco, le galattologhe del seno. Ha inoltre attività balsamica secretolitica.

Consigli d'Uso

❀ Per via orale: 1 goccia di olio essenziale in un cucchiaino con un pò di sciroppo d'Agave o di Acero al momento del pasto per problemi di digestione.

❀ Sulla pelle: 10 gocce di olio essenziale in 5 ml di macerato di Iperico per massaggiare la pancia in caso di coliche.

Controindicazioni L'anice stellato può essere fotosensibilizzante.

Controindicato inoltre in caso di epatopatie, epilessia e in gravidanza a causa della attività estrogenica.

Interazioni Farmacologiche Potenziamento della gastrolesività da FANS o cortisonici.

Usi industriali dell'Anice stellato Viene utilizzato in Europa industrialmente per la produzione di diversi liquori fra cui Sambuca, Pastis, Sassolino, Mistrà. Viene anche utilizzato per estrarne *l'acido shikimico* usato per produrre farmaci importanti come Antivirali.

Nota Aromatica Nota di *Cuore*, vibrazione che tocca e apre l'Anima.

4.3 Arancio O.E.

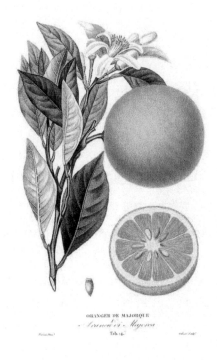

ORANGER DE MAJORQUE
Arancio di Majorca
Tab. 14.

Della pianta di Arancio vanno distinti due specie, l'**Arancio dolce** e l'**Arancio amaro**.

4.3.1 Arancio Dolce O.E.

L'olio essenziale di arancio dolce è ricavato da *Citrus sinensis dulcis*, una pianta della famiglia delle **Rutaceae**.

Proprietà e benefici dell'olio essenziale di Arancio dolce

❀ **Antispasmodico** ha un'azione rilassante sulla muscolatura e è quindi indicato in caso tensione muscolare, in quanto aiuta a superare la *stanchezza* e lo *stress*.

❀ **Sedativo** aiuta a combattere l'*insonnia*.

❀ **Digestivo** è utile in caso di difficoltà nella digestione, rendendo più facile la prevenzione del *meteorismo intestinale* e della *stitichezza*.

❀ **Calmante** contrasta i disturbi nervosi, la *depressione*, l'*ansia* e il *nervosismo*.

❀ **Levigante o Ringiovanente** contrasta la formazione di rughe e smagliature.

Parte Utilizzata   La buccia, detta anche scorza.

Metodo di Estrazione   Spremitura della scorza dei frutti freschi.

Nota Aromatica   Nota di *testa*: profumo dolce, fresco, fruttato.

Uso e consigli pratici sull'olio essenziale di Arancio dolce

❀ **Diffusione Ambientale**: 1 gc per ogni mq dell'ambiente in cui si diffonde, mediante bruciatore di olii essenziali o nell'acqua degli umidificatori dei termosifoni.

❀ **Bagno Rilassante**: 10 gc nell'acqua della vasca, emulsionare agitando forte l'acqua, quindi immergersi per 10 minuti.

❀ **Uso Cosmetico:** 1 o 2 gocce di olio essenziale in una crema idratante per la prevenzione delle rughe.

Controindicazioni L'uso prolungato dell'olio essenziale sulla pelle, specie del viso, può essere poco indicato, se usato prima di esporsi ai raggi solari per l'abbronzatura, perché rende la pelle sensibile e soggetta a screpolature o scottature anche gravi.

Cenni Storici La sua patria nativa è la Cina e sembra che sia stata importata in Europa appena nel secolo XIV da marinai portoghesi, ma alcuni testi antichi ne parlano già nel I secolo il che potrebbe significare che il frutto avesse raggiunto l'Europa via terra; veniva coltivata in Sicilia e la chiamavano *melarancia*. Potrebbero essere corrette entrambe le teorie. Probabilmente l'arancio giunse davvero in Europa per la Via della Seta, ma la coltivazione prese piede solo in Sicilia.

4.3.2   Arancio Amaro O.E.

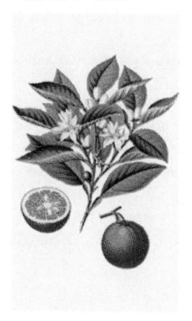

L'olio essenziale di arancio amaro è ricavato dal *Citrus aurantium*, una pianta della famiglia delle **Rutaceae**.

Proprietà e benefici dell'o.e. di Arancio amaro

❀ **Eupeptico e carminativo**: stimola la secrezione dei succhi gastrici e aiuta in caso di digestione pesante, inoltre combatte gonfiori addominali e meteorismo.

❀ **Antisettico, battericida, antimicotico, repellente**: ottimo per l'igienizzazione degli ambienti casalinghi e per la disinfettazione. Allontana scarafaggi e altri insetti, previene le formazioni di muffe.

❀ **Tonico, spasmolitico**: applicato prima di massaggi e trattamenti, riduce contratture e stress muscolari, tonificando le zone trattate e aiutando anche in casi di psoriasi, eczemi, acne e pelle grassa.

🏵 **Calmante e sedativo**: è un coadiuvante delle cure per combattere l'insonnia e aiuta a lenirne i disagi.

🏵 **Azione sulle emozioni**: energizzante e rinvigorente. Svolge un azione calmante verso le paure di vario natura e *contrasta la depressione* portando la persona verso uno stato d'animo positivo con un forte recupero delle energie perdute. Utile contro la malinconia è un olio essenziale che riporta allegria, conforta e allontana le insicurezze.

Parte Utilizzata   Buccia, fiori, foglie.

Metodo di Estrazione   Spremitura a freddo dei *frutti essiccati*, distillazione in correnti di vapore.

Dai suoi fiori si estrae l'**essenza di Zagara o Neroli** e dalle foglie il *Petitgrain*.

Nota Aromatica   Nota di *testa*: profumo dolce, fresco, fruttato.

Uso e Consigli Pratici

🏵 **Diffusione Ambientale**: 1 gc di olio essenziale di arancio dolce per ogni mq dell'ambiente in cui si diffonde, mediante bruciatore di olii essenziali o nell'acqua degli umidificatori dei termosifoni.

❀ **Bagno Rilassante**: 10 gc nell'acqua della vasca, emulsionare agitando forte l'acqua, quindi immergersi per 10 minuti

❀ **Uso Cosmetico**: 1 o 2 gocce di olio essenziale in una crema idratante per la prevenzione delle rughe.

Controindicazioni E' uno dei vari oli essenziali *fotosensibilizzanti*. Va evitata l'esposizione al sole dopo la sua applicazione e nel tempo può creare fenomeni di sensibilazione.

Cenni Storici Viene considerato come il miglior *portainnesto* per gli agrumi. Spesso utilizzato con questo scopo, l'arancio amaro deriva con molta probabilità da una serie di reincroci tra una qualche varietà di *mandaracio* e *pomelo*.

Ne esistono diverse varietà, alcune più portate per la produzione di oli aromatici (se ne estraggono almeno tre differenti), altre per la preparazione del tè, altre ancora per la produzione di marmellate.

Chiamato anche *melangolo*, proviene dal sud della Cina ma tramite gli Arabi ha trovato la sua culla nel Mediterraneo e dal quale sono derivate altre specie come il *chinotto* e il *bergamotto*.

4.4 Bergamotto O.E.

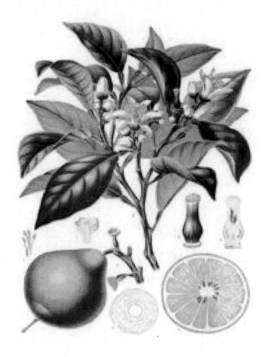

L'olio essenziale di **Bergamotto** è ricavato dalla *Citrus bergamia*, pianta della famiglia delle *Rutaceae*.

Origini e Storia del Bergamotto L'esatta genesi di questo agrume è sconosciuta; il colore indicherebbe una derivazione per mutazione genetica a partire da preesistenti specie agrumarie.

La sua collocazione sistematica ha generato controversie tra i botanici: alcuni lo classificano come specie a sé stante, mentre altri lo indicano come sottospecie dell'arancio amaro.

Proprietà e Benefici dell'Olio Essenziale di Bergamotto

❀ *Antidepressivo:* in aromaterapia trova impiego nel combattere lo stress e per ridurre gli stati di agitazione, confusione, depressione e paura, riportando ottimismo e serenità. Se inalato, induce uno stato d'animo gioioso e dinamico, eliminando i blocchi psicologici. Rende capaci di dare e ricevere amore, di irradiare felicità intorno a sé e curare gli altri.

❀ *Calmante:* agisce sul sistema nervoso contrastando gli stati d'ansia, è un rimedio efficace in caso di insonnia, perché rilassa, conciliando il sonno.

❀ *Antisettico:* come tutti gli olii essenziali se applicato sulla pelle, previa diluizione, svolge una potente azione antibatterica e disinfettante, in caso di ascessi e acne. In lavande vaginali è indicato contro la cistite, leucorrea e altre infezioni e irritazioni del tratto urogenitale. In sciacqui, per gargarismi è consigliato contro l'alitosi.

Parte Utilizzata Buccia del frutto quasi maturo.

Metodo di Estrazione Spremitura a freddo.

Nota Aromatica Nota di *testa*: profumo tenue fresco, fruttato e leggermente balsamico.

Usi e Consigli Pratici

❀ **Diffusione ambientale**: *1 gc per ogni mq* dell'ambiente in cui si diffonde, mediante bruciatore di olii essenziali o negli umidificatori dei termosifoni.

❀ **Semicupio**: con l'acqua che copre tutto il bacino aggiungere *8 gocce di o.e.* di bergamotto e rimanere immersi per almeno un quarto d'ora. Ripetere quotidianamente, anche due volte al giorno contro le irritazioni urogenitali.

❀ **Gargarismi**: in un bicchiere di acqua tiepida mettere *5 gocce* di bergamotto o.e. per fare sciacqui prolungati, almeno due volte al giorno, contro alitosi, ascessi e infezioni della bocca.

Controindicazioni dell'Olio Essenziale di Bergamotto L'olio essenziale di bergamotto è **fototossico**, per cui se applicato sulla pelle evitare esposizioni solari. Le furocumarine, come il **bergaptene**, causano sulla cute sensibilizzazione e pigmentazione, in seguito ad esposizione a luce solare diretta.

Attraverso il processo di "defurocumarinizzazione" è possibile ridurre notevolmente il *bergaptene*, una furocumarina fototossica e fotomutagena che per esposizione al sole può provocare ustioni anche agli strati cutanei più profondi.

A parte ciò l'olio essenziale di bergamotto è atossico e non irritante.

4.5 Cannella O.E.

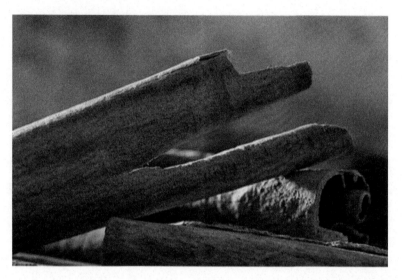

L'olio essenziale di **Cannella** è ricavato dalla corteccia di *Cinnamomum zeylanicum*, una pianta della famiglia delle *Lauraceae*. Conosciuto per le sue **proprietà antisettiche e tonificanti**, è utile contro diarrea, tosse e raffreddore.

Proprietà e Benefici dell'Olio Essenziale di Cannella

❀ *Tonificante*: se inalato, favorisce la creatività e l'ispirazione. Riscalda il cuore e dona un'avvolgente sensazione di familiarità dell'ambiente, aiuta nei casi di freddezza interiore, depressione, solitudine e paura.

❀ *Antisettico*: come tutti gli olii essenziali esercita una potente azione antibatterica ad ampio spettro. In uso interno, 2 gocce diluite in poco miele, è utile in caso di diarrea provocata da infezioni intestinali e parassiti. Per questa proprietà è anche un rimedio efficace contro l'influenza.

❀ *Carminativo*: qualche goccia messa in olio di mandorle, massaggiato sull'addome favorisce l'eliminazione e l'assorbimento dei gas intestinali e aiuta il processo digestivo.

❀ *Stimolante* del sistema nervoso, con blando effetto afrodisiaco, accelera la respirazione e il battito cardiaco.

Nella **Medicina ayurvedica** è impiegato come rimedio contro l'impotenza e per le sue **virtù riscaldanti** e **digestive** legate all'elemento *fuoco*.

Ed è proprio il **calore** che l'olio essenziale di cannella infonde in chi lo respira, avvolgendo il cuore. L'olio essenziale di Cannella infatti possiede una azione **rubefacente**, cioè determina il richiamo di sangue negli strati più superficiali della pelle, scaldando la zona di applicazione.

Metodo di Estrazione Distillazione in corrente di vapore dalla **corteccia dei rami giovani**, di circa tre anni mediante il quale si ottiene un liquido giallo scuro che emana una fragranza **speziata** e **dolce**.

Nota Aromatica Nota di **base**: profumo caldo, speziato, secco, dolce.

Usi e Consigli Pratici sull'Olio Essenziale di Cannella

❀ *Diffusione Ambientale*: *1 gc per ogni mq* dell'ambiente in cui si diffonde, mediante bruciatore di essenze, o negli umidificatori dei termosifoni.

❀ *Suffumigi*: in una bacinella di acqua bollente mettete *8-10 gocce* di olio essenziale di cannella, coprire il capo con un asciugamano e inspirare col naso profondamente per 3 minuti, interrompete brevemente e riprendete a inspirare. Continuare in questo modo finché l'acqua sprigiona vapore.

❀ *Olio per Massaggi*: in 200 ml di olio di mandorle dolci mettere *20 gocce*, massaggiare, 2-3 volte al giorno, il ventre in caso di digestione lenta, in presenza di gas intestinali e diarrea.

Controindicazioni dell'Olio Essenziale di Cannella   A forti dosi l'inalazione può determinare uno stato convulsivo. Sulla pelle è un *rubefacente* cioè determina un forte riscaldamento della zona, per cui il suo utilizzo necessita prudenza. L'uso interno va fatto per breve tempo, per evitare la sensibilizzazione delle mucose. È controindicato in gravidanza, allattamento e nei bambini.

Le virtù riscaldanti digestive e afrodisiache della cannella erano conosciute e utilizzate in Oriente già dal 2700 a.C secondo la **Medicina Ayurvedica**, oggi ne apprezziamo il profumo intenso e piacevole che dona all'istante un'avvolgente sensazione all'ambiente.

Azione sulla Psiche   *Calore* e *passione* sono due elementi che vanno di pari passo e la cannella li riunisce nella sua essenza. Infatti, sin dall'antichità è considerata un olio essenziale afrodisiaco perché a contatto con la pelle stimola la circolazione sanguigna e per questa ragione è impiegato per

effettuare massaggi delicati e sensuali su tutto il corpo. E' efficace contro dolori reumatici, rigidità muscolari dovuti a traumi, strappi, stiramenti dolori articolari, mal di schiena, mal di
testa e dolori cervicali.

Bagno Antidolorifico: 10 gocce nell'acqua della vasca immergersi per 10 minuti, contro i dolori articolari e muscolari.

4.6   Cedro O.E.

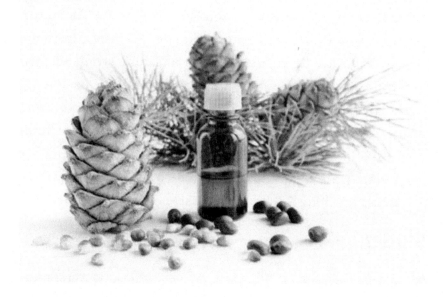

L'olio essenziale di **Legno di Cedro** è ricavato dal *Cedrus atlantica*, una pianta della famiglia delle **Pinaceae**. Conosciuto per le sue numerose proprietà, svolge un'azione **repellente** per gli insetti e come *anticaduta* in caso di *alopecia*.

Proprietà e Indicazioni

❀ *Proprietà*: Antisettico, stimolante dei tessuti, astringente, diuretico, afrodisiaco, sedativo nervoso, stimolante della circolazione, cicatrizzante, antiparassitario.

❀ *Indicazioni*: Malattie croniche, affezioni respiratorie, infezioni delle vie urinarie, dermatiti, acne, caduta dei capelli, micosi, punture di insetti, stress, tensione nervosa, diuretico, antiartritico, per la psoriasi e il sistema endocrinico.

❀ *Consigli*: Come tutte le essenze estratte da piante forti e longeve, il cedro è efficace per restituire energia e vitalità nel corso di malattie croniche. Esplica le sue naturali virtù soprattutto sulle mucose delle vie respiratorie e genitourinarie, in particolare per affezioni croniche: bronchite, tosse, cistite, infiammazioni renali. È benefico per la cura della pelle in caso di eczemi secchi, prurito, forfora, caduta dei capelli, psoriasi, micosi, infezioni cutanee. Usata in semicupi e compresse calde esercita un'azione antisettica e disinfiammante contro la cistite, le infezioni renali e i dolori delle vie urinarie.

❀ *Per i capelli*: aggiungere alcune gocce nello shampoo.

❀ *Per la psiche*: È riscaldante, riequilibrante, vivificante. Calma gli stati di ansia e tensione suscitando sicurezza nei momenti difficili stabilizzando le energie che minacciano di squilibrarsi. Il suo aroma riesce a dominare su sentimenti come aggressività, paura, collera. Si sente in questa essenza il profumo della forza e della dignità.

❀ *Sinergia*: con gli oli essenziali di rosa, bergamotto, gelsomino, neroli e ginepro.

❀ *Armonizzante*, l'olio essenziale di legno di cedro favorisce il radicamento a terra, e permette di "centrarsi" su se stessi, donando coraggio, energia, dignità e favorendo l'autostima.

❀ *Anticaduta*: l'azione del radicamento la svolge anche nei confronti della radice del capello: l'essenza, infatti, è un ottimo per l'alopecia. Nell'applicazione locale (frizione sulla testa diluito in un olio vegetale) stimola la ricrescita dei capelli, perché come tutti gli olii essenziali rubefacenti, richiama il sangue attraverso la sollecitazione della circolazione periferica. Di conseguenza i tessuti cutanei verranno irrorati e ossigenati favorendo, così il nutrimento dei capelli, attraverso la loro radice.

❀ *Repellente per gli insetti*: si usa spesso come profumo negli armadi ai cambi stagione contro le tarme, tarli e altri parassiti, è ottimo per profumare la casa.

Parte Utilizzata   Legno del tronco e dei rami.

Metodo di Estrazione   Distillazione in corrente di vapore.

Nota Aromatica   Nota di *base*: profumo caldo, intenso, balsamico, legnoso, dolce

Uso e Consigli Pratici sull'Olio Essenziale di Legno di Cedro

❀ *Diffusione Ambientale*: *1 gc per ogni mq* dell'ambiente in cui si diffonde, mediante bruciatore di olii essenziali o negli umidificatori dei termosifoni, per portare pace e calma.

❀ *Sacchetti Antitarme*: Versare alcune gocce di essenza di legno di cedro su pezzetti di legno di terracotta o qualsiasi altro materiale assorbente e riporre negli armadi, per combattere in modo efficace le tarme.

❀ *Shampoo Anticaduta*: Diluire _25 gocce_ di olio essenziale di legno di cedro in 100 ml di shampoo neutro e usare contro l'alopecia, la forfora e i capelli grassi.

Controindicazioni dell'Olio Essenziale di Legno di Cedro
L'uso interno è sconsigliato. L'essenza di legno di cedro è controindicata per i bambini, in gravidanza e allattamento.

Cenni Storici Sin dall'antichità, è sempre stato un albero molto ricercato per il suo pregiatissimo legname, ricco di olio essenziale, utilizzato ampiamente per costruire le abitazioni, perché l'aroma che si sprigionava fungeva da repellente per gli insetti.

In Egitto era utilizzato, insieme ad altri olii essenziali, durante il rito per l'*imbalsamazione* per bloccare i processi di putrefazione e per preservare i papiri dalla distruzione parassiti.

4.7 Chiodi di Garofano O.E.

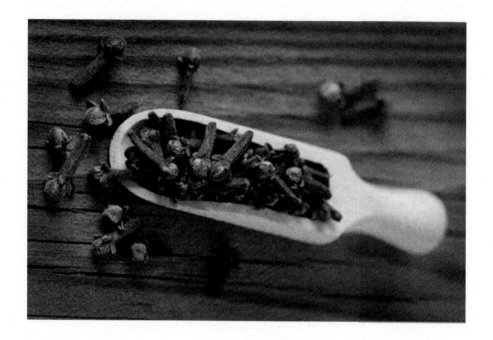

L'olio essenziale di **Chiodi di garofano** è ricavato da *Eugenia Caryophillata*, una pianta della famiglia delle ***Mirtacee***. Conosciuto per le sue numerose proprietà, come **antisettico, antivirale, analgesico e antispasmodico.**

Proprietà e Benefici dell'Olio Essenziale di Chiodi di Garofano

❀ *Antisettico*: ad ampio spettro grazie all'elevata quantità di *eugenolo* che ne connota la potente azione antimicrobica. È utilizzato in aromaterapia per la purificazione dell'aria degli ambienti, per fumigazioni in caso di infezioni delle prime vie aeree.

❀ *Antivirale*: ha effetti contro i virus dell'*Herpes simplex*, del morbillo e della poliomielite in quanto il fitocomplesso e l'eugenolo in particolare sono in grado di bloccare la trasmissione virale.

❀ *Analgesico*: usato per lenire il mal di denti in caso di carie. Meglio se diluito per non irritare le mucose, con un piccolo batuffolo di cotone imbevuto esplica un'efficace azione anestetica localizzata e contro la gengivite.

❀ *Antispasmodico*: della muscolatura liscia, indicato in caso di dolori addominali (meteorismo, crampi intestinali), spasmi muscolari. Diluito in olio di mandorle dolci, l'olio essenziale di chiodi di garofano, massaggiato sull'addome o sulla fascia muscolare da trattare, infonde un benefico calore antidolorifico.

❀ *Tonico*: esplica un'azione stimolante attraverso il suo aroma forte, intenso e speziato. Contrasta la stanchezza mentale, la sonnolenza, la difficoltà di concentrazione. È corroborante, riscalda, infonde una piacevole sensazione di benessere ed energia.

Parte utilizzata   Fiori, foglie, steli.

Metodo di estrazione   Vengono messi in acqua e poi in corrente di vapore.

Nota aromatica   Nota di *cuore*: profumo caldo, speziato.

Uso e Consigli Pratici sull'Olio Essenziale di Chiodi di Garofano

❀ *Diffusione Ambientale:* 5 gocce di olio essenziale in un bruciatore apposito per disinfettare l'ambiente in cui si soggiorna in caso di primi virus influenzali.

❀ *Lozione per sciacqui:* 3 gocce sciolte in un cucchiaino di aceto di mele da versare in un bicchiere d'acqua, per sciacqui ad azione disinfettante e cicatrizzante delle gengive.

❀ *Soluzione per massaggio:* 1-2 gocce di olio essenziale in un cucchiaio di olio vegetale da massaggiare sulla pancia in caso di spasmi intestinali, o sulla muscolatura dolente. Esplica un piacevole calore che entra in profondità a sciogliere le tensioni.

Controindicazioni dell'olio di chiodi di garofano L'alta componente di fenoli nell'olio essenziale di chiodi di garofano, può causare *un effetto irritante su cute e mucose* a bassi dosaggi ed epatotossicità a dosaggi più elevati. È sconsigliato l'uso in caso di dermatiti, infiammazioni gastriche ed intestinali. Da evitare in gravidanza e durante l'allattamento.

Cenni Storici L'*Eugenia Caryophyllata* è originaria delle isole Molucche, nell'Oceano Indiano e coltivata in modo estensivo in Madagascar. Deve il suo nome, chiodi di garofano, alla forma dei boccioli una volta essiccati al sole. Prima i Portoghesi e in seguito gli Olandesi ebbero il controllo di queste isole, famose per la loro produzione di spezie, e se ne contesero il monopolio. Verso la fine del 1700 alcune piante di Eugenia vennero piantate a Zanzibar, nelle Antille e a Mauritius.

4.8 Citronella O.E.

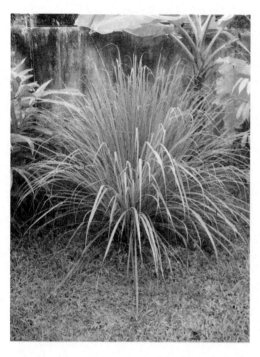

L'olio essenziale di **Citronella** è ricavato dalla *Cymbopogon nardus*, una pianta della famiglia delle **Poaceae**.

La pianta di Citronella è una sempreverde che forma *ciuffi d'erba* alti fino a 180 cm. Le foglie sono strette, lunghe e a forma di nastro. Hanno un colore verde chiaro e si sviluppano a partire da rizomi striscianti. È dalle foglie che si ricava l'olio essenziale.

L'olio essenziale di citronella è estratto per distillazione in corrente di vapore dalle foglie della pianta.

Il termine **Lemongrass** è usato per indicare la pianta di *Citronella citratus* dalla quale si ricava l'olio essenziale di *Lemongrass*. Appartiene anche essa alla Famiglia delle *Poaceae*.

Conosciuto per le sue numerose proprietà, svolge un'**azione repellente** contro zanzare e insetti e aiuta in caso di **stress** e mal di testa.

Proprietà e Benefici dell'Olio Essenziale di Citronella

❀ **Stimolante:** l'olio essenziale di Citronella esplica le sue attività stimolanti sul sistema nervoso: genera uno stato di calma, rilassamento e ottimismo, allontana i pensieri tetri che dispongono l'animo alla depressione e alla tristezza.

❀ Utile nel caso di mal di testa dovuto a tensione nervosa, stress, stanchezza psicofisica e sugli stati di deconcentrazione. Alcune gocce sul fazzoletto, stimola l'attenzione del guidatore quando si guida per molte ore.

❀ **Antivirale:** è un eccellente rimedio contro virus influenzali e parainfluenzali, febbre, le infezioni polmonari che causano tosse, e le enterocoliti.

❀ **Antizanzare:** se diffuso negli ambienti con un diffusore di essenze o candela per l'aromaterapia, è il rimedio d'eccellenza contro le zanzare e per prevenire morsi e punture di insetti fastidiosi.

❀ Una goccia di olio essenziale di citronella per ogni metro quadrato della stanza.

Si può abbinare l'olio essenziale di citronella all'olio essenziale di geranio. Mettendone alcune gocce sopra dei batuffoli di cotone e riposti negli armadi e nei cassetti, aiuterà a tenere lontano le tarme e profumerà gradevolmente gli indumenti.

❀ **Antispasmodico:** rilassa la muscolatura, è perciò indicato in caso di spasmi, crampi addominali, per la colite diarroica e in generale per tutti i dolori muscolari.

❀ **Deodorante:** come tutti gli olii essenziali svolge un'azione antisettica sui batteri, soprattutto quelli che provocano i cattivi odori. Se diluito 4 gocce nell'acqua del pediluvio è efficace contro l'eccessiva sudorazione. Se usato qualche goccia nello shampoo, svolge un'azione purificante sul cuoio capelluto, in caso di capelli grassi e seborrea.

❀ **Detergente antibatterico:** per aumentare il potere **antibatterico** dei detergenti che utilizziamo abitualmente per la pulizia della casa, aggiungere al momento dell'impiego due o tre gocce di olio essenziale di citronella per ogni cucchiaio di detersivo che deciderete di utilizzare.

❀ **Rilassante muscolare:** applicare dell'olio essenziale di citronella diluito in olio di mandorle dolci o di jojoba sulla parte interessata e a fare un breve massaggio. Questo rimedio è adatto anche in caso di crampi muscolari.

❀ **Artrite e dolori articolari:** in caso di artrite e di dolori alle articolazioni, l'olio essenziale di citronella potrà dare sollievo, ancora meglio se utilizzato in combinazione con l'olio essenziale di geranio e con l'olio alla betulla.

❀ **Acne:** l'olio essenziale di citronella può rappresentare un rimedio naturale utile per chi soffre di problemi di acne perché è un leggero astringente e gode di proprietà antibatteriche. Applicare l'olio essenziale di citronella alla sera sui punti critici in piccolissime quantità, meglio se diluito in un olio di base, con l'aiuto di un batuffolo di cotone.

❀ **Insonnia:** per dormire meglio massaggiare qualche goccia di olio essenziale di citronella sotto le piante dei piedi poco prima di coricarvi.

❀ **Stanchezza e affaticamento:** l'olio essenziale di citronella ha proprietà energizzanti e aiuta a liberarci dalle tensioni e dalla stanchezza. Si può utilizzare per massaggiare con molta delicatezza le tempie e la zona del collo, sempre utilizzandolo diluito in un olio di base. Per diluire l'olio essenziale di citronella calcolate 10-15 gocce di olio essenziale ogni 250 ml di olio vegetale.

Nota Aromatica Nota di *testa*: olio con un'evaporazione veloce che altrettanto velocemente arrivano al naso. Odore che si percepisce per primo.

4.9 Eucalipto O.E.

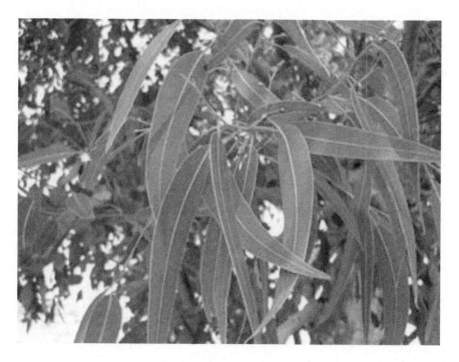

L'olio essenziale di **Eucalipto** è ricavato dalla pianta di *Eucaliptus globulus*, una pianta della famiglia delle *Mirtaceae*.

Proprietà e benefici dell'olio essenziale di eucalipto

❀ *Stimolante* delle facoltà logiche, l'olio essenziale di eucalipto se inalato **(Aromaterapia)** aiuta a recuperare concentrazione e freschezza nei momenti di disordine e di torpore. Sul piano psichico, infatti, l'eucalipto è una doccia fredda per chi cade facile preda dell'eccitazione. La sua energia favorisce, l'apprendimento e il desiderio di evolversi nelle persone pigre e svogliate; è di aiuto in caso d'inerzia, indolenza, difficoltà di concentrazione e mancanza di interesse nel lavoro intellettuale.

❀ *Purificante* dell'aria, se diffuso negli ambienti, contrasta la propagazione di agenti biologici infettivi come i virus influenzali e parainfluenzali. Preserva la salute e favorisce la guarigione.

❀ *Decongestionante* sfiamma e calma l'irritazione delle mucose nasali, fluidifica il catarro su cui ha un'azione espettorante, cioè facilita l'espulsione del muco. Utilissimo in caso di raffreddore, mal di testa causato da sinusite, rinite e tosse.

❀ *Antisettico* svolge anche un'efficace attività antibatterica molto indicata per le affezioni delle vie urogenitali in caso di cistite, leucorrea e candidosi, per le quali è consigliato anche per l'*effetto deodorante delle urine*.

❀ *Tonificante* in caso di insufficienza circolatoria. Come tutti gli olii essenziali balsamici, in uso esterno, ha proprietà stimolanti sul sistema circolatorio. Diluito in olio di mandorle e massaggiato sugli arti inferiori, è un vero toccasana per piedi, caviglie e gambe stanche o gonfie: riattiva la circolazione e rinfresca, consigliato soprattutto durante la stagione estiva.

Parte Utilizzata   Foglie e giovani germogli.

Metodo di Estrazione   Distillazione in corrente di vapore.

Nota Aromatica   Nota di *testa*: profumo fresco, balsamico, legnoso.

Usi e Consigli Pratici sull'Olio Essenziale di Eucalipto

❀ **Diffusione Ambientale:** *1 gc per ogni mq* dell'ambiente in cui si diffonde, mediante bruciatore di olii essenziali, o negli umidificatori dei termosifoni.

❀ **Uso Interno:** *2 gocce* di olio essenziale di eucalipto in un cucchiaino di miele a stomaco pieno, è utile per curare i disturbi delle vie aeree superiori.

❀ **Olio per Massaggi:** in 200 ml di olio di mandorle dolci mettere *20 gocce*, massaggiare, la sera, le gambe partendo dalle caviglie verso l'alto per sfruttare l'azione defaticante e rinfrescante. Qualche goccia sulla fronte per *sinusite* e mal di testa.

Controindicazioni dell'Olio Essenziale di Eucalipto   In presenza di infiammazioni gastrointestinali, può dar luogo a fenomeni d'intolleranza all'apparato digerente. Per questo motivo se ne sconsiglia l'assunzione per via orale alle persone soggette a **disturbi gastrici**, ai bambini, in gravidanza e allattamento. In uso esterno alti dosaggi possono provocare cefalea, ed in alcuni casi crisi convulsive.

Cenni Storici   Il suo nome botanico deriva dal greco *Eucalyptos* che significa *"nascosto bene"*, *"chiuso"*, questo probabilmente perché i fiori, privi di petali e protetti da una membrana, restano nascosti sino alla fioritura.

Nelle aree paludose, ad alta concentrazione di zanzare, veniva piantato con l'intento di bonificarle; questo grazie alla sua capacità di assorbire grandi quantità d'acqua.

4.10 Finocchio O.E.

Il **Finocchio selvatico** è una pianta della famiglia delle **Ombrellifere** botanicamente noto come **Foeniculum vulgare**, E' una pianta che cresce in molte parti d'Europa, specialmente nel Mediterraneo del quale è originaria. Nonostante si tratti di una pianta spontanea, la sua coltivazione è molto diffusa per le tante applicazioni nel campo erboristico. Il finocchio selvatico, inoltre, è usato in fitoterapia e aromaterapia mediante l'uso del suo olio essenziale.

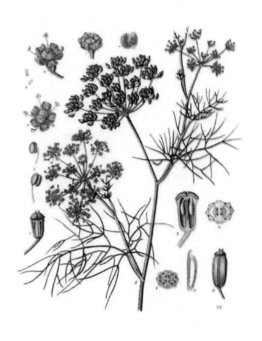

Il Finocchio è una pianta erbacea perenne che può crescere in altezza fino a circa 2 metri. Caratterizzata da una radice legnosa e da fusto eretto. Le sue foglioline sono filiformi di colore verde brillante. I fiori sono piccoli e gialli raccolti in ombrelle. I frutti sono simili a dei semi di colore verde chiaro molto profumati.

L'olio essenziale di finocchio selvatico viene estratto tramite un processo di distillazione in corrente di vapore usandone i semi tritati.

Proprietà e Benefici dell'Olio Essenziale di Finocchio

❀ *Tonico per la mente:* azione benefica sul sistema nervoso. In **Aromaterapia**, questo olio essenziale è considerato utile nel migliorare l'umore. E' possibile diffonderlo nella camera da letto nei periodi difficili per aumentare la forza d'animo, non solo per migliorare l'umore perché le sue proprietà stimolanti esercitate sul sistema nervoso centrale possono rendere più fluido il pensiero.

❀ *Tonico* del sistema nervoso centrale, è un olio essenziale che facilita la comunicazione e rende fluido il pensiero. È indicato per persone che tendono a rimuginare e che esauriscono la loro energia solo a livello cerebrale.

In Aromaterapia, è consigliato durante la meditazione, soprattutto alle persone che tendono a rimuginare o con pensieri ossessivi.

❀ *Drenante:* sblocca il sistema linfatico e aiuta così a prevenire la ritenzione idrica. Va impiegato per uso esterno, attraverso dei massaggi e assieme a un olio come mandorle dolci, olio extravergine d'oliva e altri.

❀ *Diuretico:* indicato per la ritenzione idrica, svolge un'azione decongestionante del sistema linfatico. Ottimo da utilizzare nei massaggi drenanti diluito in un olio vettore.

❀ *Digestivo:* altro uso che questo olio essenziale ha è quello di esplicare una buona azione digestiva. Può essere utilizzato per uso interno, ma solo a condizione che sia riportato sulla confezione questo possibile uso e che sia rispettata la corretta posologia riportata sempre sul prodotto. E' indicato contro il gonfiore addominale e la flatulenza. L'azione principale del finocchio si esplica sull'apparato gastro-intestinale, utile per il trattamento di problemi digestivi, gonfiori, eruttazioni, colon spastico, stipsi. Esplica un'azione coleretica, favorendo la produzione di bile.

❀ *Espettorante:* può essere di grande aiuto per la sua azione espettorante. Scioglie il muco e il catarro, liberando così le vie aeree, inoltre esplica un'azione antispasmodica in caso di tosse, asma, malattie da raffreddamento. Contro il catarro bronchiale, le proprietà espettoranti di questo olio essenziale possono essere utili con delle inalazioni con suffumigi.

❀ *Emmenagogo:* grazie alla presenza di fitosteroli svolge un'azione similestrogenica, facilitando il flusso mestruale e andando a lenire i disturbi causati dalla menopausa.

Gli impacchi con olio essenziale di finocchio sono usati per **attenuare le borse** sotto agli occhi.

Nota aromatica Nota di *testa-cuore*: profumo dolce, erbaceo, simile a quello dell'anice

Uso e Consigli Pratici sull'Olio Essenziale di Finocchio

❀ *In aromaterapia: 3 gocce* in un diffusore per ambienti

❀ *Per il massaggio:* *2 gocce* in un cucchiaio di olio vettore da massaggiare sullo stomaco o sulla pancia per favorire la digestione e contrastare il meteorismo.

❀ *Bagno aromatico:* *10 gocce* nell'acqua calda della vasca per un bagno dalle proprietà circolatorie.

Controindicazioni dell'Olio Essenziale di Finocchio Se ne sconsiglia l'uso in gravidanza per la sua componente fitoestrogenica, nei bambini e in soggetti affetti da epilessia.

Cenni Storici Il nome *foeniculum* deriva dal latino *foenum*, fieno, per la sottigliezza delle foglie e per l'aroma penetrante.

Simboleggiava la forza: i gladiatori prima di entrare nell'arena mangiavano copiose manciate di semi di finocchio per temprare il loro vigore. **Ippocrate** narrava delle proprietà dei semi di finocchio di produrre latte nelle puerpere. Fin dall'antichità i semi di finocchio venivano introdotti in pozioni e preparati per facilitare la digestione e prevenire la fermentazione.

Venivano addirittura serviti alla fine dei pasti come digestivi e per rinfrescare l'alito. Erano anche utili per edulcorare sapori sgradevoli di alimenti non freschi o vini di scarsa qualità, ingannando così i palati inesperti. Da qui l'accezione di *"infinocchiare"*: ingannare.

4.11 Geranio O.E.

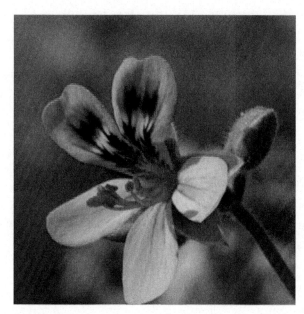

L'olio essenziale di **Geranio** è ricavato dalla ***Pelargonium graveolens***, una pianta della famiglia delle ***Geraniaceae***. Conosciuto per le sue numerose proprietà, svolge un'azione ***cicatrizzante***, tonificante, antinfiammatoria, e ***stimola l'intuito*** e la motivazione.

Descrizione della pianta Il Geranio è una pianta perenne suffruticosa dal fusto carnoso. Le foglie sono alterne, con piccioli lunghi circa 10 cm, formate da lobi, con margine dentato e nervature evidenti, leggermente tomentose e odorose.

I fiori compaiono, riuniti in ombrelle, dotati di brattee all'apice di steli, sono formati da cinque sepali, stretti e finemente tomentosi e da cinque petali ovali e arrotondati in cima; hanno colorazioni dal bianco al rosso, dal malva, al porpora. La pianta è originaria dell'Africa meridionale.

Parte utilizzata Foglie e fiori

Metodo di estrazione Distillazione in corrente di vapore

Nota aromatica Nota di *cuore*: profumo fresco, dolce, floreale.

Proprietà e Benefici dell'Olio Essenziale di Geranio

❀ *Riequilibrante:* è usato in aromaterapia per incrementare l'immaginazione e l'intuito. Stimola la voglia e il desiderio di esprimersi e di tirare fuori quello che si sente nel profondo, aiuta a prendere coscienza. Adattissimo alle persone che non sanno cosa desiderano stimolando in loro la motivazione.

❀ *Astringente:* impacchi con qualche goccia di essenza si dimostra particolarmente efficace nelle zone con acne e foruncoli o in caso di pelle grassa.

❀ *Prevenire le rughe:* l'olio essenziale di geranio è considerato utile per prevenire e alleviare le rughe. Viene impiegato come ingrediente nelle creme anti-age. Aggiungere una goccia di olio essenziale di geranio alla crema idratante che utilizzate per il viso oppure acquistare un prodotto specifico antirughe a base di olio essenziale di geranio.

❀ *Antinfiammatorio:* usato per gargarismi e sciacqui, è consigliato nel trattamento delle congestioni a carico delle mucose del cavo orale per cui è utile in caso di mal di gola, faringite e gengiviti.

❀ *Antispasmodico:* diluito in olio di mandorle dolci e massaggiato sul basso ventre, rilassa le contrazioni uterine dovute all'ovulazione e dolori mestruali; aiuta ad alleviare i disagi della menopausa e della sindrome premestruale, le nevralgie, il mal di testa e i dolori mestruali.

❀ *Tonificante:* indicato nei massaggi per riattivare la circolazione sanguigna, per combattere la cellulite e nel trattamento, prevenzione o normalizzazione dei disturbi che traggono origine da un malfunzionamento del sistema circolatorio, come varici, fragilità capillare e couperose.

❀ *Cicatrizzante:* diluito in olio al 5-10% favorisce la guarigione di piaghe, tagli e scottature ed eritemi solari.

❀ *Insettifugo:* combatte le **zanzare** o meglio le allontana ed è per questo che balconi e terrazzi mostrano molto spesso una vasta esposizione di fioriere riempite di queste piante. Se le **formiche** hanno fatto il loro ingresso in casa e sono diventate un problema, versare un paio di gocce di olio essenziale di geranio su un batuffolo di cotone e posizionarlo nei punti critici così da scoraggiarle e allontanarle in modo naturale.

Precauzioni Non utilizzare l'olio essenziale di geranio durante la **gravidanza** e su bambini di età inferiore ai tre anni. Gli oli essenziali sono rimedi naturali molto utili, ma anche molto potenti e vanno impiegati con cautela. Non applicare mai oli essenziali puri sulla pelle sensibile e soggetta ad allergie.

4.12 Ginepro O.E.

L'olio essenzia-
le di **Ginepro**
è ricavato dalla
**Juniperus com-
munis**, una pian-
ta della famiglia
delle **Cupressa-
ceae**. Cono-
sciuto per le sue
numerose proprie-
tà è utile per
l'apparato circo-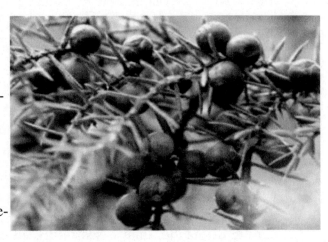
latorio e disturbi come mal di schiena o dolori muscolari.

Descrizione della Pianta Arbusto ramoso o alberetto (1-10
m) sempreverde, comune in luoghi aridi, incolti o boschivi, fino 2.500 m di altitudine. Le **foglie** sono lineari e aghiformi,
pungenti. I **fiori** sono piccole infiorescenze; la pianta è **dioica**
per cui nelle piante maschili sono piccoli coni ovoidali di colore giallastro, in quelle femminili sono piccoli coni di colore
verdastro.

I **frutti** sono pseudo-bacche di colore brunastro, chiama-
ti "galbuli", squamose e pruinose, ricche di olio essenziale,
composte da 4 squame carnose saldate tra loro.

Parte Utilizzata Bacche verdi e giovani rami.

Metodo di Estrazione Distillazione in corrente di vapore.

Nota aromatica Nota di *base*: profumo fresco, dolce, balsamico.

Uso e Consigli Pratici sull'Olio Essenziale di Ginepro

❁ *Diffusione ambientale:* 1 gc di olio essenziale di ginepro *per ogni mq* dell'ambiente in cui si diffonde, mediante bruciatore di oli essenziali o nell'acqua degli umidificatori dei termosifoni, contro tosse e raffreddore e per disinfettare l'aria degli ambienti.

❁ *Bagno distensivo:* nell'acqua della vasca mettere *12 gocce* di olio essenziale di ginepro. Rimanere immersi nella vasca per almeno una ventina di minuti. Risulta più efficace per dolori muscolari e contro i reumatismi se fatto la sera prima di coricarsi.

❁ *Semicupio:* contro la **cistite** preparare l'acqua fino a coprire tutto il bacino. Aggiungere *8 gocce* di essenza di ginepro e rimanere immersi per almeno un quarto d'ora. Ripetete quotidianamente, anche due volte al giorno, finché persiste il disturbo.

❁ *Uso cosmetico::* in 100 ml di olio di mandorle diluire 25 gocce di ginepro. Mescolare bene e usate la miscela per massaggiare le gambe, partendo dal piede e risalendo fino alla zona dei fianchi. Ripetete quotidianamente, anche due volte al giorno, per combattere edemi e cellulite.

Proprietà e Benefici dell'Olio Essenziale di Ginepro

❀ *Antinfiammatorio:* viene usato contro il mal di testa, dolori reumatici, artrosi, artrite, gotta e altre infiammazioni del sistema osteoarticolare. Frizionando sulla parte dolorante una miscela di olio essenziale e olio vegetale, viene stimolata la produzione corporea di cortisone, con uno spiccato effetto analgesico.

❀ *Distensivo:* ottimo decontratturante per il sistema muscolare e tendineo scioglie i muscoli ed è indicato soprattutto per gli atleti dopo l'attività fisica sportiva o in caso di tensione, dolori e mal di schiena e stress.

❀ *Espettorante:* anticatarrale, per inalazione, è consigliato nel trattamento delle affezioni dell'apparato respiratorio, come tosse e raffreddore.

❀ *Antisettico:* delle vie urinarie, come tutti gli olii essenziali svolge un'azione antinfettiva e antibatterica, ma nel caso del ginepro è *specifica* per l'apparato genito-urinario. É indicato per stimolare la diuresi e in caso di cistite, edemi, stasi linfatica, ritenzione idrica, cellulite.

4.13 Lavanda O.E.

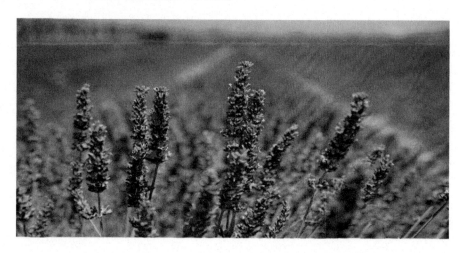

L'olio essenziale di **Lavanda** è ricavato dalla *Lavandula angustifolia*, una pianta della famiglia delle *Labiate*. Conosciuto per le sue numerose proprietà, è utile in caso di insonnia, dolori mestruali e cistite.

Trova largo impiego nell'ambito dell'*Aromaterapia* dov'è rinomato per le sue proprietà calmanti e rilassanti.

Si presenta come un liquido incolore, oppure giallo-pallido o verdastro, dall'odore tipico e dal sapore amaro.

Il nome **lavanda** deriva dal latino "lavare", derivato dal fatto che nel Medioevo era utilizzata per la pulizia del corpo.

Descrizione della Pianta   La Lavanda è un arbusto sempreverde e perenne di piccole dimensioni, da 60 a 100 cm. Con fusti eretti, legnosi alla base e rami laterali leggermente prostrati. Ha foglie lineari e lanceolate di colore verde-grigiastro. I fiori alquanto profumati, sono raggruppati in sottili spighe blu violette.

Parte Utilizzata   Le sommità fiorite e le foglie.

Metodo di Estrazione   Distillazione in corrente di vapore.

Nota Aromatica   Nota di *cuore*: profumo erbaceo, molto dolce, leggermente floreale.

Consigli Pratici e Uso dell'Olio Essenziale di Lavanda

❀ **Diffusione ambientale**: *1 gc di olio essenziale di Lavanda per ogni mq* dell'ambiente in cui si diffonde, mediante bruciatore di essenze o nell'acqua degli umidificatori dei termosifoni per alleviare *mal di testa, tensione nervosa, stress, insonnia.*

❀ **Bagno tonificante**: *10 gc nell'acqua della vasca*, emulsionare agitando forte l'acqua, quindi immergersi per 10 minuti per usufruire dell'azione. Decongestionante per il *sistema muscolare* e per *dolori reumatici* e *articolari.*

❀ **Applicazione locale**: *1 o 2 gocce* di olio essenziale di Lavanda diluite in un po' di olio di mandorle dolci, per il massaggio dell'addome dei bambini, in caso di coliche, per alleviare le *punture di insetti* e *piccole ustioni.*

Proprietà e Benefici dell'Olio Essenziale di Lavanda

❀ **Tonico e sedativo**: l'olio essenziale di Lavanda esercita un'azione riequilibratrice del sistema nervoso centrale, agendo contemporaneamente su *ansia, agitazione, nervosismo*; allevia il *mal di testa* e i disturbi causati dallo *stress*; aiuta a prendere sonno in caso di *insonnia.*

❀ **Antisettico e antibiotico**, rimedio molto valido nel trattamento di tutte le malattie da raffreddamento: *influenza, tosse, raffreddore, sinusite, catarro*.

❀ **Antispasmodico**: calma dolori e *spasmi addominali* e può dare beneficio in caso di dolori mestruali. Da evitare in caso di mestruazioni abbondanti.

❀ **Antisettico**: se diluito nel detergente intimo o in *lavande interne*, contrasta le affezioni del sistema genito-urinario, come la *cistite*.

❀ **Antinfiammatorio e analgesico**: utilizzato in lozioni e oli per massaggi, allevia i dolori causati da *strappi muscolari* e *reumatismi* e aiuta nei ristagni linfatici causati dalla presenza di cellulite.

❀ **Cicatrizzante**: è impiegato sulla pelle, anche dei bambini, come ottimo rimedio in caso di *ustioni*, *ferite*, *piaghe*, eritemi solari, irritazioni causate da medusa.

❀ **Disturbi infantili**: è un'ottima essenza per i bambini come coliche, irritabilità, raffreddori, *agitazione notturna*, possono essere alleviati da un massaggio sulla nuca o sul petto con olio essenziale di lavanda o con qualche goccia dell'essenza messa sul *cuscino* o nell'acqua degli umidificatori dei termosifoni.

Controindicazioni L'uso dell'olio essenziale di lavanda per via inalatoria o in frizione locale è considerato sicuro, per cui non ci sono particolari precauzioni alle quali attenersi.

4.14   Limone O.E.

L'olio essenziale di Limone è ricavato dai frutti
di **Citrus Limonum**, una
pianta della famiglia delle *Rutaceae*. Conosciuto
per le sue numerose pro-
prietà, è utile per combattere *cellulite* e acne e per
i disturbi di ansia e nervosismo. E' un tonico e un
forte purificatore.

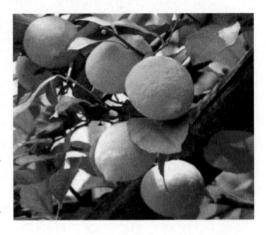

Descrizione della Pianta di Limone   E' un piccolo albero
sempreverde che raggiunge al massimo 4-5 metri di altezza.
Ha foglie ovali, lucide, con margine dentellato e piccoli fiori
bianchi molto profumati. Il frutto è ovale, giallo e contiene
numerosi spicchi ricchi di succo. Pianta di origini orientali,
è molto comune nei paesi del bacino mediterraneo, dove è
diffusamente coltivata.

Parte Utilizzata   Buccia.

Metodo di Estrazione   Spremitura a freddo delle bucce.

Nota Aromatica   Nota di *testa*: profumo agrumato, dolce,
fruttato.

Proprietà e Benefici dell'Olio Essenziale di Limone

❀ *Calmante:* sulla psiche e sul sistema nervoso, se inalato aiuta in caso di disturbi d'ansia, nervosismo che provoca mal di testa o insonnia e migliora la memoria. Previene blocchi del sistema nervoso simpatico, stimola funzioni del parasimpatico. Sostiene, infonde coraggio e determinazione. Quando si è costretti a subire oppressioni, persecuzioni e angherie di varia natura, aiuta a liberarsi da condizionamenti.

❀ *Antisettico:* è un eccellente antibiotico, molto utile fin dalla prima comparsa dei sintomi influenzali, tipo febbre, raffreddore, tosse e mal di gola. Le proprietà antibiotiche ed emostatiche si rivelano utili in caso di ferite infette, infezioni dei tessuti, stomatiti, afte, herpes labiale, gengive infiammate o sanguinanti.

❀ *Tonificante* del sistema circolatorio: stimola la circolazione linfatica e venosa, rafforza i vasi sanguigni e fluidifica il sangue. Ottimo contro i disturbi dovuti a cattiva circolazione come gambe pesanti, edemi, cellulite, vene varicose e fragilità capillare e geloni. Utile anche in caso di geloni ed emorroidi.

❀ *Depurativo:* 2 *gocce* in un cucchiaino di miele, aiuta in caso di insufficienza epatica e pressione alta. Disintossica dalle tossine in eccesso, stimola funzionalità di fegato e pancreas e favorendo la digestione.

❀ *Purificante:* se utilizzato qualche goccia nella preparazione di maschere all'argilla, è utile in caso di acne, pelle grassa e impura. L'*essenza di limone* possiede inoltre proprietà **schiarenti**, promuove la formazione di nuove cellule dell'epidermide, combatte i processi d'invecchiamento cellulare, favorendo, al contempo, la cicatrizzazione. Per questa ragione è indicato alle pelli che presentano **macchie solari** o di **vecchiaia**, rughe e smagliature. È un ottimo rinforzante per le unghie deboli o sottili.

✿ *Antinfiammatorio:* l'olio essenziale di limone possiede proprietà antiflogistiche in caso di artrite e reumatismi.

L'*olio essenziale di limone* può essere utilizzato sia internamente sia esternamente e può essere anche diffuso negli ambienti.

Uso e Consigli Pratici sull'Olio Essenziale di Limone

✿ **Diffusione ambientale:** *1 gc per ogni mq* dell'ambiente in cui si diffonde, mediante bruciatore di olii essenziali, o negli umidificatori dei termosifoni, per purificare l'aria.

✿ **Gargarismi:** in un bicchiere di acqua mettete *10 gocce* di olio essenziale per sciacqui prolungati alla bocca, da due a tre volte al giorno contro gengiviti, stomatiti o *alitosi*.

✿ **Olio da massaggio:** *15 gocce* in 250 ml di olio di mandorle dolci. Massaggiare le gambe dalle caviglie al bacino in caso di cellulite fragilità capillare o vene varicose.

✿ **Maschera per la pelle grassa:** *4-5 gocce* di olio essenziale in acqua per sciogliere 1 cucchiaio di polvere di argilla verde. Stendere il composto sul viso e tenerlo per una ventina di minuti. Lavare con acqua tiepida e ripetete due o tre volte alla settimana.

✿ **Shampoo per capelli grassi:** aggiungete ad uno shampoo neutro *4/5 gocce* di olio essenziale di limone e procedete al lavaggio, mantenete in posa qualche minuto sulla testa e poi risciacquate.

Olio Essenziale per la Cura delle Unghie L'olio essenziale è un trattamento ottimale per le unghie, sia quelle della mani che quelle dei piedi, serve per rinforzarle, farle crescere più velocemente, evitare ispessimenti e fragilità o trattare eventuali micosi e infezioni che le colpiscono.

Controindicazioni dell'Olio Essenziale di Limone L'olio essenziale di limone è atossico, ma può irritare la cute o dare reazioni di sensibilizzazione in particolari soggetti predisposti. E' comunque fototossico, non va quindi usato sulla pelle, se successivamente viene esposta direttamente al sole o lampade abbronzanti.

4.15 Melissa O.E.

L'olio essenziale di **Melissa** è ricavato dalla **Melissa officinalis**, una pianta della famiglia delle **Labiate**. Conosciuto per le sue numerose proprietà, è **digestivo**, **sedativo** e **riequilibrante**, utile anche per la **pressione alta**, e 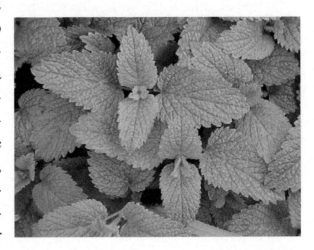 per **calmare l'ansia**. Molto utile per le persone insicure.

Descrizione della Pianta La Melissa è una pianta erbacea perenne dalle foglie rugose simili a quelle della menta dal gradevole profumo di limone. I fiori sono bianchi o rosa a calice tuboloso bilabiato. La Melissa è originaria dell'area mediterranea, ma ormai cresce spontaneamente in tutta Europa.

Parte Utilizzata Le foglie e le sommità fiorite.

Metodo di Estrazione Distillazione in corrente di vapore.

Nota Aromatica Nota di **cuore** e di **testa**: profumo fresco, citrato, leggermente erbaceo.

Proprietà e Benefici dell'Olio Essenziale di Melissa

❀ *Riequilibratore del sistema ormonale:* impiegato per le problematiche legate alla menopausa.

❀ *Digestivo:* assunta dopo i pasti la melissa aiuta la digestione, sollecitando l'attività gastrica e rilassando le pareti dello stomaco evitando i bruciori.

❀ *Sedativo:* esercita un'azione rilassante sul sistema nervoso, *calma la tensione e l'ansia* e tutte le manifestazioni di natura psicosomatica collegate a queste condizioni, come le palpitazioni, la cefalea, la gastrite.

❀ *Cardiaco:* la sua energia solare tonifica il cuore, regola la pressione, seda gli stati di ansia e stress e quindi i loro effetti sul sistema circolatorio.

❀ *Sindrome premestruale:* massaggiare l'addome con l'olio di Melissa diluito in olio di mandorle o altro olio neutro. Per prevenire i sintomi, iniziare i massaggi almeno 3 o 4 giorni prima della comparsa della mestruazione.

Uso e Consigli Pratici sull'Olio Essenziale di Melissa

❀ Ad uso **digestivo:** *2 gocce* di olio essenziale in un cucchiaino di miele da sciogliere in una tisana o in una tazza d'acqua calda, da bere dopo i pasti.

❀ Per **l'insonnia:** *2 gocce* in un olio neutro da massaggiare sulle tempie e sull'addome per calmare, rilassare e indurre al sonno. Ottimo anche in diffusore nella camera da letto, *1 goccia per mq.*

❀ Per le **vampate:** aggiungere *2 gocce* al flacone della T.M. di Salvia da assumere regolarmente per placare le vampate di calore in menopausa.

Controindicazioni dell'Olio Essenziale di Melissa Se ne sconsiglia l'uso in caso di terapie a base di ormoni tiroidei, perché potrebbe portare effetti paradosso con stati di agitazione.

Cenni Storici Il nome Melissa in greco significa *Ape*. In antichità questi insetti avevano una valenza sacrale legata all'energia produttiva del miele. Secondo la tradizione anche la Melissa partecipava a questo processo di trasformazione.

Era considerata pianta medicinale in grado di sostenere il cuore, il sistema nervoso. **Paracelso** l'aveva definita elisir di lunga vita. I **Carmelitani** nel XVII secolo avevano elaborato un distillato di melissa che chiamavano "Acqua Antiisterica" indicata per sedare gli stati ansiosi, l'isteria, sostenere il sonno.

4.16 Menta O.E.

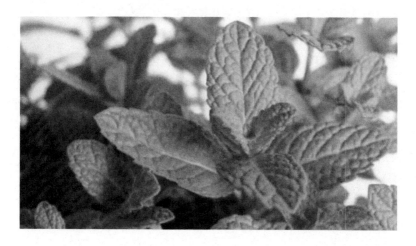

L'olio essenziale di **Menta** è ricavato dalla **Mentha piperita**, una pianta derivata dalla famiglia delle **Lamiaceae (Labiate)**. Conosciuto per le sue proprietà digestive, **antistress** e **antibatteriche**, è utile in caso di **alitosi**, **nausea** e **colite**.

Descrizione della Pianta La Menta è originaria dell'Europa e la coltivazione è diffusa in tutto il mondo, spesso allo stato selvatico insieme alle sue specie di origine. Infatti, le piante che appartengono al genere **Mentha** hanno uno straordinario potere di incrocio e ibridazione e perciò si riproducono in in diverse forme e subvarietà. La **Menta piperita** è un **ibrido** tra la **Mentha aquatica** e la **Mentha spicata** chiamata anche **Mentha viridis**.

Pianta erbacea perenne, stolonifera, fortemente aromatica alta da qualche cm a circa 70 cm, con steli eretti e radici che si espandono notevolmente nel suolo. Le foglie sono opposte, semplici, lanceolate e ricoperte di una leggera peluria di colore verde brillante. I fiori sono raccolti in cime terminali, coniche, che fioriscono a partire dal basso verso l'alto.

Parte Utilizzata   Foglie e sommità fiorite.

Metodo di Estrazione   Distillazione in corrente di vapore.

Nota Aromatica   Nota di *testa*: profumo fresco, forte, dolce-amaro, pungente.

Proprietà e Benefici dell'Olio Essenziale di Menta

❀ *Antistress:* se inalato, ha un effetto rinfrescante e rigenerante sulla psiche. Impiegato per favorire la **concentrazione** durante lo studio per esami, o per migliorare il rendimento in ufficio. Svolge inoltre un'*azione tonificante*, utile in caso di **affaticamento psico-fisico** e problemi di tipo neurovegetativo.

❀ *Digestivo:* una goccia in mezzo cucchiaino di miele, è considerato uno dei migliori digestivi presenti in aromaterapia. Esplica **azione stomachica**, carminativa, colagoga e antispasmodica. Utile in caso di **meteorismo**, flatulenza, indigestioni, **colite**, **diarrea**, spasmi, dispepsie e quasi tutti i disturbi legati all'apparato digerente.

❀ *Antibatterico:* le proprietà battericide della Menta si sono dimostrate particolarmente efficaci nel neutralizzare diversi ceppi batterici, responsabili di **tifo** e **tubercolosi**; contro lo **stafilococco** ed il **proteus vulgaris**, causa di **enterocoliti** e **infezioni delle vie urinarie**. Ha **azione** *antisettica* e antipiretica che giova in caso di malattie da raffreddamento ed influenza.

❀ *Antiparassitario:* è utilizzato in uso interno, per eliminare **vermi intestinali**, in quanto favorisce, in breve tempo, l'espulsione di parassiti.

❀ *Antiemetico:* le proprietà calmanti di quest'essenza aiutano a diminuire il disagio di nausea e vomito, per questa ragione è consigliabile avere l'olio essenziale di menta sempre a portata di mano durante i viaggi, per contrastare il mal d'auto.

❀ *Rinfrescante:* è un disinfettante del cavo orale, molto utile per deodorare l'alito. Grazie alle sue proprietà antisettiche, antinfiammatorie ed *antipruriginose* è utile nel trattamento di foruncoli, tigna, scabbia e dermatosi varie. Per queste proprietà calmanti viene efficacemente usata come rimedio contro le punture di insetti.

❀ *Antinfiammatorio:* se massaggiato localmente è utile per tutti i tipi di mal di testa, da quelli digestivi a quelli provenienti dal cambio di pressione. Ottimo anche per dare sollievo alle **tensioni cervicali, dolori mestruali,** in caso di **distorsioni, dolori muscolari** e **reumatismi** in quanto esercita un'**azione analgesica e antireumatica**.

Le foglie di Menta vengono usate anche per insaporire le verdure o nei dolci al cioccolato.

Uso e Consigli Pratici sull'Olio Essenziale di Menta

🌸 *Diffusione ambientale:* **1 gc** di olio essenziale di menta, **per ogni mq** dell'ambiente in cui si diffonde, mediante bruciatore di olii essenziali o nell'acqua degli umidificatori dei termosifoni, per un effetto rigenerante e purificante negli ambienti dei fumatori e nelle stanze di chi studia.

🌸 *Olio da massaggio:* **2 gocce** di menta in un cucchiaio di olio di mandorle e massaggiare localmente per **crampi insistenti**; cattiva digestione; sulle tempie in caso di mal di testa.

🌸 *Chinetosi:* contro mal d'auto, mal di mare e mal d'aria, mettere alcune gocce di olio essenziale di menta su un batuffolo di ovatta e annusarlo di tanto in tanto, durante il viaggio.

Controindicazioni dell'Olio Essenziale di Menta Non applicare l'olio essenziale di menta allo stato puro sulla pelle, ma mescolarla sempre con un olio di base (olio di Jojoba, olio di mandorle dolci ecc.). Non è adatto ai bambini di età inferiore ai 12 anni. Non superare le dosi consigliate.

Cenni storici Il nome "menta" deriva dal greco Mintha.

Già **Plinio il Vecchio** descrisse le sue proprietà, esaltandone la fragranza, *"in grado di eccitare l'animo e di stimolare l'appetito"*. I preparati a base di menta, secondo lo storico romano, guarivano l'angina tonsillare, gli sputi sanguigni della tubercolosi, il singhiozzo, il vomito, e aiutavano ad eliminare i parassiti.

Anche la **Scuola Salernitana** ne esaltava le *proprietà vermifughe*, così come il **Mattioli**, medico e umanista del XVI secolo, spiegava che *"ha in se la menta un certo ché d'amarezza con la quale ammazza ella i vermini"*.

Nel **XVIII sec. Nicolò Lemery**, nel suo *Trattato delle droghe semplici*, espose una sua interpretazione relativa alle presunte **virtù eccitanti** e *toniche* della pianta: *"Mentha è dedicata a mente perché questa pianta fortificando il cervello, risveglia i pensieri o la memoria"*.

4.17 Patchouli O.E.

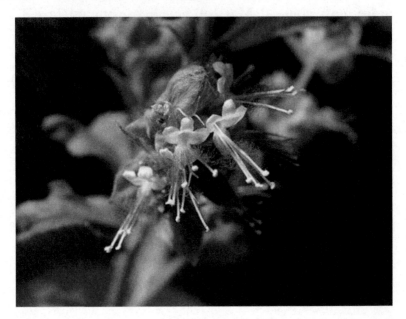

L'olio essenziale di **Patchouli** è ricavato dal ***Pogostemon cablin***, una pianta della famiglia delle ***Labiateae***. Conosciuto per le sue numerose proprietà, svolge un'azione **afrodisiaca**, **cicatrizzante** e **armonizzante**, utile contro depressione, rughe e candidosi.

Descrizione della Pianta   Piccolo **arbusto perenne suffruticoso**, costituito da fusti legnosi o semilegnosi, che raggiunge il metro di altezza, originario della Malesia, dell'India e dell'Asia tropicale in genere. Presente ampiamente in India, Cina e nelle Filippine. Cresce spontaneamente tra i 900 e i 1800 metri di altitudine.

Può essere confuso con la Menta per analogie morfologiche.

Le foglie sono di colore verde scuro, sono lucide, ovali, opposte, con margine dentellato, leggermente cerose, talvolta trilobate; se stropicciate queste foglie emanano un intenso profumo speziato. I fiori sono bianchi, sfumati di rosso, molto profumati.

Parte Utilizzata Foglie e fiori.

Metodo di Estrazione Distillazione frazionata in corrente di vapore.

Nota Aromatica Nota di *base*: profumo intenso e persistente, terreo, aspro, dolce e speziato.

Proprietà e Benefici dell'Olio Essenziale di Patchouli

❀ *Armonizzante:* il profumo del *patchouli* evoca il rifugio dei boschi profondi e umidi, suscitando in chi lo inala, il sentimento d'intimità con sé stesso. Ha un'*azione tonificante* e stimolante. Utile nella depressione e di torpore mentale; nello stesso tempo risulta *calmante* e *rilassante* in caso di **ansia** e **stress**.

❀ In **aromaterapia** è indicato per consentire a coloro che vivono in una dimensione esaltata di esperienze mentali e psichiche, di *rimanere con i piedi per terra*. In queste sue proprietà risiede la spiegazione del fascino che ha sempre avuto sulle nuove generazioni, che hanno tutte in comune due attributi della fase adolescenziale e preadulta: la prepotenza fisica dello slancio ormonale e le grandi aspirazioni idealistiche. Il *Patchouli* permette di conciliarli armoniosamente.

❀ *Afrodisiaco:* induce la ghiandola pituitaria a produrre *endorfina* (euforizzante) utile a chi non riesce a lasciarsi andare (frigidità) o ha un calo della libido. Aumenta la concentrazione e le energie. Consigliato alle persone più mature che, a causa della loro vita sociale e vita professionale, devono controllare le loro pulsioni fisiche, e soffrono di esaurimento psico-fisico o di incertezze sessuali.

❀ *Antinfiammatorio:* usato contro la ritenzione idrica e la cellulite per le sue proprietà astringenti sul sistema circolatorio e per il mal di testa indotto dallo stress.

❀ *Antifungino:* nelle infezioni che attaccano i tessuti cutanei e le mucose, in presenza di funghi vaginali (candida) e della bocca (mughetto), e micosi in genere.

❀ *Cicatrizzante:* aggiunto nell'olio da massaggio svolge un'azione riparatrice nei confronti del tessuto cutaneo, contrastando la formazione di smagliature e rughe; utile in caso di pelle secca, stanca e invecchiata, e nei disturbi come dermatiti, acne, screpolature e bruciature.

Consigli Pratici e Uso dell'Olio Essenziale di Patchouli

❀ **Diffusione ambientale:** *1 gc per ogni mq* dell'ambiente in cui si diffonde, mediante bruciatore di olii essenziali o negli umidificatori dei termosifoni.

❀ **Olio per massaggi:** in 200 ml di olio di mandorle dolci aggiungere *30 gocce* di olio essenziale di patchouli. Fare assorbire questa miscela con un leggero massaggio sulle parti che presentano cellulite e ritenzione idrica.

✽ **Bagno rilassante:** *10 gocce* nell'acqua della vasca immergetevi per 10 minuti, contro gli stati ansia e di stress.

Controindicazioni dell'Olio Essenziale di Patchouli Controindicato per uso interno, in gravidanza e allattamento. Alle dosi consigliate, non presenta controindicazioni.

Cenni Storici In Oriente, fin dall'antichità, le foglie di questa pianta venivano utilizzate per profumare la biancheria e per tenere lontani gli insetti. In Medio Oriente, i commercianti di seta avevano l'usanza di avvolgere scialli e preziosi tessuti in pacchi contenenti le foglie di patchouli allo scopo di respingere gli insetti e proteggerli dalle tarme. La sua popolarità esplose in America e in Europa alla fine degli anni '60, quando nacque la corrente *hippie* e il movimento pacifista. Divenne in poco tempo il manifesto aromatico della rivoluzione sessuale, il sentore *hippie* per eccellenza.

4.18 Pino Mugo O.E.

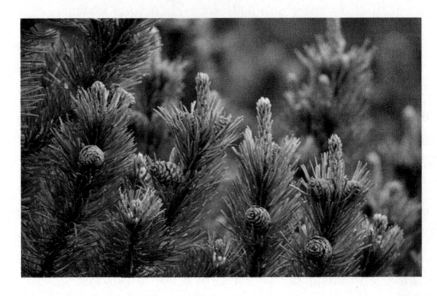

Il **Pino mugo** (*Pinus mugo*), o anche semplicemente *mugo*, è un cespuglio aghiforme sempreverde, dal portamento prostrato, appartenente alla famiglia delle **Pinaceae**. È una pianta pioniera, stabilizzatrice di terreni sterili, incoerenti e pietrosi, dove, frammentando il manto nevoso invernale, contribuisce anche a proteggere i fondivalle dalle slavine. Cresce in alta quota.

Un bosco di Pino mugo si chiama **mugheto**. È stato inserito nell'elenco delle piante officinali spontanee. Dai suoi rametti, aghi e strobili, non ancora lignificati, viene infatti estratto l'olio essenziale di **Mugolio**.

L'essenza presente nella pianta ha azione **espettorante**, **balsamica** ed **antisettica** ed è utilizzata in caso di tosse, mal di gola e raffreddore.

Principi attivi: *Limonene, mircene, pinene, fellandrene.*

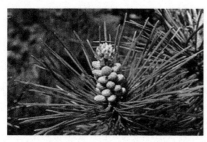
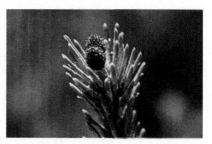

(a) *Fiori maschi e foglie*   (b) *Fiori femmina e foglie*

Descrizione della Pianta   Il pino mugo è un arbusto cespuglioso che può raggiungere i 3-5 metri di altezza. Presenta un fusto principale eretto e diramazioni generalmente prostrate; la corteccia è grigio-bruna e, man mano che la pianta cresce diventa squamosa.

Le foglie del pino mugo sono *aghiformi* e riunite in fasci da due, più raramente tre. I fiori maschili sono oblunghi e gialli, mentre quelli femminili sono conici e violacei.

La droga del pino mugo è costituita dalle **gemme apicali**, lunghe circa tre centimetri e raccolte in gruppi di tre-cinque gemme coniche riunite intorno a una gemma centrale di maggiori dimensioni.

Proprietà e Benefici del Pino Mugo   Le proprietà del pino mugo sono date dall'essenza contenuta ed estratta in corrente di vapore dalle foglie e dalle sommità dei rami.

L'olio essenziale di pino mugo è composto da **idrocarburi monoterpenici** e ha proprietà **antisettiche** e **secretolitiche**.

L'essenza di pino mugo è indicata per uso interno in caso di **catarro bronchiale** e per uso esterno in caso di **reumatismi**.

Per uso interno, l'olio essenziale si assume aggiungendone *una goccia* a una zolletta di zucchero o a un cucchiaino di miele, mentre esternamente può essere aggiunto a olio vegetale per effettuare massaggi (*da una a tre gocce* di essenza ogni cucchiaio di olio).

L'olio essenziale di pino mugo può essere utilizzato anche per effettuare suffumigi con acqua calda, in caso di tosse, *raffreddorre* e *catarro*.

Per le stesse indicazioni si utilizzano anche *le gemme di pino mugo* che contengono una resina e olio essenziale.

Le gemme di pino mugo si utilizzano per preparare tisane, sciroppi e tinture da assumere in caso di tosse con catarro per le proprietà balsamiche ed *espettoranti*.

L'assunzione di prodotti ottenuti dalle gemme di pino mugo sembra *non avere controindicazioni* o effetti collaterali.

L'uso dell'olio essenziale di pino mugo è **controindicato** in caso di *asma bronchiale* e *pertosse*.

Uso del Pino Mugo Del pino mugo si utilizzano *le pigne*, raccolte quando sono ancora immature e verdi, generalmente verso giugno o luglio.

Le giovani pigne di pino mugo si usano per preparare la **Grappa al Pino mugo** e lo **Sciroppo al pino mugo**, oppure si aggiungono all'interno del miele che lentamente ne estrae l'essenza.

Preparazione La **Grappa** al pino mugo o liquore al pino mugo si prepara con *sei pigne di pino mugo + 1 litro di grappa secca e 20 g di zucchero*.

Dopo aver sciolto lo zucchero nella grappa, si sistemano le pigne in un vaso di vetro ben pulito e si ricoprono con la grappa zuccherata.

Si lascia macerare la grappa per circa sei settimane al sole, **agitando il vaso almeno due volte al giorno**, dopodiché si filtra e si imbottiglia.

Sciroppo Lo **sciroppo** al pino mugo si prepara invece riempendo un barattolo di vetro con le pigne di pino mugo, ricoprendole poi completamente con lo zucchero.

Il barattolo va lasciato al sole fino alla fine dell'estate, dopodiché si filtra lo sciroppo: grazie al calore, lo zucchero si scioglierà ed estrarrà l'essenza di pino mugo, al termine dell'estate.

Grazie all'**azione balsamica**, lo sciroppo al pino mugo è utile in caso di tosse, mal di gola e raffreddore.

Vantaggi È un ottimo balsamico, antinfiammatorio, espettorante, fluidificante del catarro ed in generale un disinfettante delle vie respiratorie. Viene anche usato come sedativo della tosse. Per la sua capacità di disinfettare le vie urinarie è utile nelle **cistiti**.

Usi Vari

❀ **5 gocce** nell'umidificatore o nella vaschetta del termosifone per purificare l'aria;

❀ **10 gocce** in bagnoschiuma per un bagno corroborante;

95

❀ *6 gocce* in crema al timo per prevenire e lenire disturbi respiratori;

❀ per un effetto antinfiammatorio, deodorante e rinfrescante, *poche gocce* nell'acqua di pediluvi e semicupi;

❀ *8 gocce* di olio essenziale in olio di Argan per un massaggio ad azione lenitiva e analgesica per dolori muscolari;

❀ *6 gocce* in acqua calda per inalazioni e fumenti.

Curiosità In passato si raccoglieva la resina che colava da tagli fatti sul tronco dell'albero. Oggi questa pratica è proibita e si ottiene per distillazione dei rametti giovani.

Aromaterapia Il Pino Mugo è un olio essenziale che restituisce forza e vigore. Stimolante del sistema nervoso, è utile in caso di apatia e depressione. Per i grandi rami, che estendono la loro protezione ai piccoli animali che vi si riparano, viene associato all'abbraccio della figura paterna. In generale, il Pino è legato all'universo maschile: può essere utile agli uomini affaticati da un momento di eccessivo stress lavorativo sia per rafforzare l'identità e l'autostima che per ritrovare il vigore. Il Pino aiuta a riconnettersi con il proprio ciclo vitale, a ritrovare un equilibrio tra l'ambito materiale e quello spirituale.

Cenni Storici e Curiosità Le varie specie di pino hanno sempre evocato un'immagine di vitalità, di forza imperitura, di immortalità, di fecondità. Rappresenta lo spirito della vegetazione, del ciclo delle stagioni, dei *cicli di morte e rinascita.*

Il Pino, così come il Cipresso, è un albero funerario e fallico, legato alla virilità, alla fertilità spirituale, alla resurrezione.

4.19 Rosa O.E.

Esistono circa 8.000 varietà coltivate nel mondo, ma pochissime di queste sono adatte all'estrazione dell'olio essenziale. La Rosa **Damascena** o 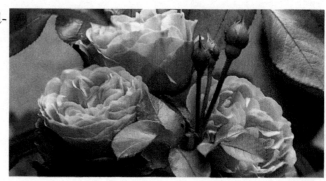 **Bulgara** (coltivata in Marocco e Turchia),la **Centifolia** o **Rosa di Maggio** (Marocco, Algeria e Francia), la **Bourbon** (India), la **Rosa Alba** (Bulgaria) e la **Rosa Gallica** (Turchia) sono quelle più adatte.

Per una sola goccia di olio essenziale occorrono all'incirca 30 boccioli, ecco il motivo per cui questa materia prima tanto preziosa viene frequentemente alterata o ricreata sinteticamente. È scontato che non vi sia alcuna proprietà curativa nella riproduzione sintetica di un olio che invece è quasi miracoloso: la Rosa possiede infatti una vibrazione tra le più alte rintracciate in Natura, corrispondente a circa 320MHz.

Il **Suono** è vibrazione, ogni vibrazione ha una frequenza specifica. In natura tutto vibra ed emette un suono: atomi, molecole, DNA, cellule, organi... Il corpo umano è un insieme di vibrazioni e di onde, e se gli organi sono sani, vibrano alla giusta frequenza, mentre quelli ammalati hanno una frequenza disturbata. Quando il corpo ritrova le proprie frequenze armoniose, ritrova la salute ed il benessere. Gli obiettivi della Suonoterapia, o potremmo dire gli scopi del trattamento sonoro possono essere a seconda delle tecniche: donare benessere, espandere la coscienza, ridurre lo stress, equilibrare il sistema dei chakra, armonizzare il sistema bioenergetico, favorire la riduzione dei problemi del sonno, influenzare la sfera emotiva, stimolare la creatività, lavorare sulle percezioni profonde, rilassare e tonificare la carica psicofisica, eliminare progressivamente stati di nervosismo, ansia, angoscia.

La sua azione silenziosa a livello aromaterapeutico è delicata ma molto profonda: apre alla comprensione, all'amore e all'ascolto, rimuovendo i sentimenti negativi e liberando dalla sofferenza e dal senso di colpa. È molto utile nei momenti difficili, durante i quali aiuta a sconfiggere il senso di solitudine e le tendenze autodistruttive e di isolamento.

La tradizione *Sufi* (dimensione mistica dell'Islam) considera la Rosa simbolo di desiderio trascendentale, nella cristianità rappresenta l'amore divino e la purezza. Secondo la Mistica Romana è *nata dal sangue di Venere*. La Rosa è considerata da tutti i popoli del Mondo il fiore per eccellenza, mistico e perfetto.

La Rosa porta con sé un vero e proprio messaggio di speranza, dolcezza, equilibrio: proprio per questo è molto consigliata in caso di malattie gravi, sia fisiche che psichiche.

Ci rimette in comunicazione con il centro profondo, aprendoci alla bellezza.

Nella tradizione berbera si dice che sia il più grande rimedio alle difficoltà del nostro tempo. Da un punto di vista fisico questo olio essenziale è un potente **antinfiammatorio**, **antivirale**, **antibatterico**, **antispasmodico**. Dona quindi la protezione come un robusto gambo spinoso.

L'olio essenziale di **Rosa** ricavato da **Rosa damascena**, una pianta della famiglia delle **Rosaceae**, conosciuta anche come **Rosa Bulgara**, una varietà di rosa molto antica, storicamente originaria del Medio Oriente, oggi coltivata per lo più in Bulgaria e in Marocco nella "Valle della Rosa". Con 36 petali per ogni fiore e più di 400 diverse sostanze aromatiche ricche di straordinarie proprietà, il suo odore è inconfondibile pur essendo molto delicato. Anche per questo, la Rosa Damascena è considerata la Regina delle Rose. Conosciuto per le sue numerose proprietà, svolge un'azione *equilibrante*, *lenitiva* e *armonizzante*, utile per l'*autostima*, l'*ansia*, le *rughe cutanee*. **Afrodisiaco**, **sedativo**, **antidepressivo**. Coccola come la sensazione di un abbraccio. L'olio essenziale di **Rosa Centifolia** è solitamente estratto da un **ibrido** fra Rosa Centifolia e rosa Gallica. Questa varietà, nota anche come **rose de mai**, si presenta come un arbusto spinoso che cresce fino a raggiungere 2,5 metri di altezza e produce un gran numero di fiori. Pare che la rosa centifolia sia originaria della Provenza, ibridata a partire da varie varietà di rosa importante in Europa dall'Oriente dai mercanti olandesi dopo il 1600.

Estrazione L'olio essenziale viene estratto per distillazione in corrente di vapore o in acqua a partire dai petali freschi.

Una volta avveniva attraverso l'*enfleurage* che consisteva nello stendere i petali su teli ingrassati. Dopo qualche giorno, il grasso aveva assorbio l'essenza. Dopodiché veniva sciolto e si separava per frazionamento.

Caratteristiche L'olio essenziale di Rosa Centifolia è un liquido giallo chiaro con tenace odore dolce, intenso, rosaceo-floreale. Si armonizza bene con gelsomino, lavanda, neroli e verbena.

È composto da oltre 300 costituenti, alcuni in tracce minime, soprattutto citronellolo, alcool feniletilico, geraniolo e nerolo, stearoptene, farnesolo.

Utilizzi Emolliente, rigenerante cellulare, depurativa, la rosa è amica della pelle.

È un'essenza rara e preziosa, molto utilizzato in profumeria. In cosmetica viene utilizzato in preparati per pelli secche, dermatiti, pelle mature e sensibili e per le sue proprietà aromatizzanti e profumanti.

Proprietà e Benefici dell'Olio Essenziale di Rosa

❀ *Armonizzante*, se inalato, apre e rafforza il cuore, l'**olio essenziale di rosa** rilassa l'anima e attiva la disposizione per tenerezza e amore, perché sviluppa la pazienza, la devozione e l'autostima. Il profumo dell'essenza è un meraviglioso supporto sia psicologico, che fisico nella *gravidanza*: ottimo per accompagnare le donne durante il parto e accogliere il nuovo arrivato con dolcezza e amore e in menopausa.

❀ *Equilibrante* del sistema ormonale femminile. Se massaggiato sul ventre, calma spasmi in caso di dolori mestrualie argina le emorragie. Indicato nei disturbi legati agli squilibri ormonali, l'ansia e l'irritabilità che caratterizzano la sindrome premestruale e la menopausa.

❀ *Lenitivo*, adatto a tutti i tipi di pelle, calma la cute infiammata o delicata. In casi di pelle sensibile, secca o matura svolge un'azione astringente, tonificante e antirughe. Diluito in olio di mandorle dolci è efficace per preparare la pelle poco prima del parto e per proteggerla anche dopo, previene i prolassi e la tendenza all'aborto.

❀ *Tonificante* contro l'astenia sessuale, utile per il massaggio di coppia o per un bagno rilassante con effetto afrodisiaco: è l'olio dell'amore e dell'erotismo, perché esalta la bellezza interiore e mitiga i conflitti infondendo pace e felicità.

Nota Aromatica Nota di *cuore*: profumo floreale, morbido, delicato.

Consigli Pratici e Uso dell'Olio Essenziale di Rosa

❀ **Diffusione ambientale:** *1 gc per ogni mq* dell'ambiente in cui si diffonde, mediante bruciatore di olii essenziali, o negli umidificatori dei termosifoni.

❀ **Olio per massaggi:** *in 200 ml di olio di mandorle dolci mettere 20 gocce* di olio essenziale, massaggiare il corpo durante la gravidanza o in caso di smagliature e pelle secca.

❀ **Crema antirughe:** *qualche goccia* in una crema neutra la renderanno un prezioso rimedio antietà.

Controindicazioni dell'Olio Essenziale di Rosa Alle dosi consigliate, non presenta controindicazioni.

Cenni Storici Conosciuta da più di 3000 anni. Le civiltà antiche la usavano come ingrediente principale nella fabbricazione dei profumi e dei cosmetici insieme ad altri olii essenziali. Gli **Arabi** e i **Berberi** del Marocco hanno distillato e prodotto l'**Acqua di Rose** fin dal I secolo a. C e utilizzato l'infusione delle sue foglie per le proprietà antistress, toniche e antisettiche.

I **Romani** festeggiavano i *Rosalia*, legati al culto dei morti, in un periodo compreso tra l'11 maggio e il 15 luglio: questa festa delle rose si trasmise nel mondo cristiano, sostituita dalla Pentecoste, che infatti è anche chiamata *"Pasqua delle rose"*.

La rosa è una delle essenze più difficili da distillare, perché occorrono *6 tonnellate di petali per ricavare 1 kg di olio essenziale*. Questa poca resa giustifica il prezzo elevato del suo olio essenziale. La raccolta inizia da metà maggio a metà giugno, alle 4 del mattino e termina alle 9 del mattino, dopo quest'ora infatti, diventa troppo caldo, per cui le sottili parti volatili della rosa andrebbero parzialmente perse.

4.20   Rosmarino O.E.

L'olio essenziale di **Ro-smarino** è ricavato da **Rosmarinus Officina-lis**, una pianta del-la famiglia delle **Labia-te**. Conosciuto per le sue proprietà **stimolan-ti** e **depuratrici**, è uti-le come **cardiotonico** e **anticellulite**.

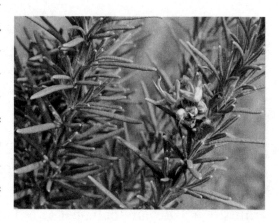

Dotato di numerose proprietà, trova impiego in diversi campi, dalla cosmesi, fino ad arrivare all'Aromaterapia.

In seguito alla sua assunzione per via orale, l'olio essenzia-le di rosmarino esercita attività antispastica sull'apparato dige-rente e sui dotti biliari, ma anche un'attività coleretica, mentre se applicato esternamente, quest'olio è in grado di esercitare un'azione analgesica e debolmente revulsiva.

L'olio essenziale di rosmarino ha dimostrato inoltre di pos-sedere capacità antiossidanti, antibatteriche, antivirali e anti-parassitarie.

Descrizione della Pianta   Il Rosmarino è un arbusto cespu-glioso sempreverde, molto ramoso, che raggiunge l'altezza di 2 metri. Questa pianta aromatica è ricoperta da folte foglie, pic-cole e lineari, di colore verde cupo superiormente e biancastre dal lato inferiore per la lanuggine che le riveste.

I suoi fiori sono azzurri e riuniti all'estremità dei rami, hanno due soli stami. Cresce spontaneo lungo le coste del Mediterraneo e nella macchia costiera, diffuso un po' in tutto il mondo, viene coltivato negli orti per l'utilizzo culinario.

Usi dell'Olio Essenziale di Rosmarino L'olio essenziale di rosmarino non si utilizza puro, bensì diluito all'interno di prodotti cosmetici di vario tipo (come creme, oli, shampoo, ecc.). In maniera analoga, quando assunto per via orale, l'olio essenziale di rosmarino dovrebbe essere preventivamente diluito, ad esempio, in un cucchiaino di miele o in una zolletta di zucchero.

Disturbi Digestivi e Epatobiliari L'olio essenziale di rosmarino esercita un'attività spasmolitica a livello della muscolatura liscia dell'intestino tenue e a livello dei dotti biliari, cui si aggiunge un'azione coleretica. Per tale ragione, quest'olio viene impiegato internamente per il trattamento di disturbi digestivi. In questi casi, solitamente, si consiglia l'assunzione di **1-3 gocce** di olio essenziale al giorno da disciogliere in un cucchiaino di miele o zolletta di zucchero.

Disturbi Cutanei In virtù delle sue proprietà antimicrobiche, dermopurificanti e astringenti, l'olio essenziale di rosmarino può essere utile in caso di cute e capelli grassi. A tal proposito, è sufficiente aggiungere **10-20 gocce** di prodotto a circa 50 ml di crema per il viso, shampoo o detergenti per viso e corpo, purché siano neutri.

Infine, l'olio essenziale di rosmarino può essere utile per effettuare dei massaggi sul cuoio capelluto allo scopo di favorire la crescita dei capelli.

In caso di acne o brufoli, invece, può essere utile applicare **2-3 gocce** di essenza su un batuffolo di cotone, con il quale si dovrà poi tamponare l'area interessata.

Reumatismi Grazie alle sue proprietà analgesiche e leggermente revulsive, i massaggi fatti con appositi oli, unguenti o pomate a base di olio essenziale di rosmarino in concentrazioni del **6-10%** può essere utile per contrastare i dolori reumatici.

Suffumigi Dotato di proprietà dovute soprattutto al contenuto di 1,8-cineolo, l'olio essenziale di rosmarino può essere impiegato per effettuare dei suffumigi in caso di malattie da raffreddamento, influenza e sinusiti. In questi casi, si mettono **5-6 gocce** di olio essenziale in un litro d'acqua calda.

Aromaterapia In aromaterapia, l'olio essenziale di rosmarino viene utilizzato per stimolare la memoria e migliorare la concentrazione. Allo stesso modo, sempre nell'ambito dell'aromaterapia, l'olio in questione trova impiego in caso di tensione nervosa e *ansia da prestazione*.

Effetti Collaterali Se correttamente impiegato, l'olio essenziale di rosmarino non provoca effetti secondari di alcun tipo. Tuttavia, in alcuni casi, possono manifestarsi irritazione cutanea e dermatite da contatto in individui sensibili.

Controindicazioni L'uso dell'olio essenziale di rosmarino è controindicato in individui *ipersensibili* a uno qualsiasi dei suoi componenti, in persone affette da *epilessia*, da *ipertensione* e in *gravidanza* per un possibile *effetto abortivo*.

Proprietà e Benefici dell'Olio Essenziale di Rosmarino

❀ **Stimolante**, del sistema nervoso. Se inalato, da energia, favorisce la *concentrazione* e migliora la *memoria*, soprattutto durante periodi di forte pressione per le *attività intellettuali*. Se usato al mattino svolge un'azione *tonificante* generale; scioglie e stimola le componenti emozionali, infonde coraggio, rinforza la volontà.

❀ **Cardiotonico**, questa essenza incide marcatamente sul cuore, per questa ragione è indicato in caso di *astenia, pressione bassa, debolezza* e *stanchezza mentale*.

❀ **Anticellulite**, viene impiegato come ingrediente nei prodotti cosmetici e nei fanghi contro la *cellulite* in virtù dell'*azione lipolitica, stimolante della circolazione* periferica e *drenante sul sistema linfatico*.

❀ **Antinfiammatorio**, se massaggiato localmente diluito in olio di mandorle dolci, attenua i *dolori articolari e muscolari*, scioglie l'*acido urico* e i cristalli che induriscono i tessuti epidermici formando *edemi, gonfiori* e *ritenzione idrica*.

Parte utilizzata Foglie, sommità fiorite, rametti.

Metodo di Estrazione Distillazione in corrente di vapore.

Nota Aromatica Nota di *base*, profumo legnoso, balsamico, canforato.

Uso e Consigli Pratici

❀ **Diffusione ambientale:** *1 gc* di olio essenziale per *ogni mq* dell'ambiente in cui si diffonde, mediante bruciatore di olii essenziali o nell'acqua degli umidificatori dei termosifoni per rinfrescare e deodorare l'aria e favorire la *concentrazione.*

❀ **Olio anticellulite:** *5-10 gc* in olio *100 ml* di olio di mandorle dolci e massaggiare per la cellulite e la ritenzione idrica, cattiva circolazione grasso localizzato su cosce e glutei.

❀ **Bagno tonificante:** *10-15 gocce* diluite in una vasca d'acqua per ritrovare la calma e neutralizzare la tensione, combattere lo stress o in presenza di reumatismi, dolori muscolari, artrite, contusioni e sciatica.

Cenni Storici Il suo nome deriva dalle parole latine *ros marinus* che significano *rugiada di mare*, forse per via del fatto che cresce spontaneamente sulle coste.

Gli **Egizi** conoscevano gli *effetti battericidi* e *antisettici* di questa essenza e la impiegavano nei processi di imbalsamazione dei defunti.

Anche in **Grecia** i suoi rametti venivano bruciati nei templi al posto del più prezioso incenso arabo.

Nella **Roma Antica** si era soliti coltivare il rosmarino sulle tombe, come *simbolo di immortalità.*

Ovidio nelle *Metamorfosi* racconta che la pianta fu il risulatato della trasformazione della principessa *Leucotoe*, ad opera di *Apollo*, dio del sole, che si innamorò di questa splendida fanciulla, figlia del re di Persia, e la sedusse. Il padre punì la debolezza della figlia con la morte ed i raggi del sole sulla sua tomba trasformarono il corpo nella pianta aromatica.

Da sempre si conoscono le sue proprietà curative e culinarie, in molti scritti, fra i quali alcuni di **Dioscoride**, botanico e medico greco antico, vissuto nella Roma imperiale sotto Nerone come rimedio per il fegato, il cervello ed il cuore.

Nel **Medioevo**, un *editto di Carlo Magno* dell'812 obbligava i contadini a coltivare negli orti una pianta di rosmarino, il cui profumo si riteneva contenesse l'anima della terra; mentre nella tradizione popolare si utilizzava contro le *peste* e le *malattie infettive.*

4.21 Salvia O.E.

La **Salvia comune**, detta *Salvia officinalis*, nella foto, è una piccola pianta perenne suffruticosa, erbacea, aromatica dai delicati fiori labiati appartenente alla Famiglia delle **Labiateae** o **Lamiaceae** originaria del 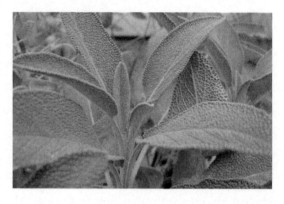 bacino del Mediterraneo. Il genere **Salvia** è molto grande e comprende oltre 1000 specie distribuite tra l'America, l'Africa e l'Eurasia.

L'Habitat tipico per queste piante sono le rupi aride, le pietraie, i ghiaioni, le praterie rase, i prati e pascoli del piano collinare. Il *substrato* preferito è calcareo con *pH basico*, con bassi valori nutrizionali del terreno che deve essere secco. Sui rilievi queste piante si possono trovare fino a 300 slm.

L'altezza di queste piante varia da 20 a 40 cm.

L'olio essenziale di **Salvia** si ottiene per distillazione in corrente di vapore delle foglie e delle sommità fiorite di diverse varietà di Salvia, tra cui la *Salvia officinalis* e la *Salvia sclarea*. Hanno entrambi proprietà antibatteriche e antivirali, migliorano i disturbi legati al ciclo mestruale e alla menopausa, hanno azione benefica sulla circolazione e trovano uso per la salute, per la bellezza e in cucina. Non a caso la salvia viene spesso definita l'erba *amica delle donne*.

4.21.1   Salvia (*Salvia officinalis*)

Parte Utilizzata   Pianta intera.

Metodo di estrazione   Distillazione in corrente di vapore

Nota aromatica   Nota di *cuore*.

Indicazioni

❀ **Squilibri dell'apparato genitale femminile**, ciclo irregolare, sindrome premestruale, insufficienza ovarica, candida, amenorrea, leucorrea, herpes genitale, sterilità, frigidità, menopausa. La salvia, infatti, è ricca di enzimi e vitamine B1 e C e flavonoidi, in particolare *isoflavoni*, che hanno azione simile agli *estrogeni*. Ha un effetto positivo nell'alleviare le vampate di calore (grazie anche alla sua azione sulla regolarità del processo di sudorazione), e nell'agire sui i disturbi di ansia e del tono dell'umore tipici della *menopausa*.

Può essere di aiuto durante il travaglio.

L'azione si estende anche ai casi seguenti: squilibri della tiroide, faringite, asma, bronchite, gengivite, iperidrosi, sudorazioni notturne, enterite virale, neurite virale, insufficienza biliare, insufficienza circolatoria, digestione lenta, inappetenza, ipotensione, prediabete, cellulite, alopecia, vertigini e tremori. Può essere utilizzato nelle terapie di sostegno contro tumori, AIDS, epatiti e gravi patologie del sistema immunitario.

✽ **Aromaterapia e somministrazione orale**Essenza adatta a casi di esaurimento e depressione, aumenta la disponibilità erotica femminile, la fantasia, l'ispirazione. Restituisce l'interesse per la sessualità e inclina al contatto fisico. Molti disturbi femminili a carattere psicosomatico vengono spesso attenuati dall'uso costante dell'olio di Salvia a piccole dosi.

L'olio essenziale di salvia officinale va però utilizzato con cautela a causa della presenza di *tujone*, una molecola che presenta neurotossicità, come per l'*Artemisia absintium*. Le foglie e le sommità fiorite della salvia officinale contengono circa il 5% di olio essenziale, composto da tujone, canfora, cineolo, β-cariofillene e limonene.

✽ **In cucina** la Salvia trova impiego in cucina fin dai tempi antichi, come pianta aromatica.

Nonostante la sua origine mediterranea, la presenza della salvia per aromatizzare carni di vario genere è consolidata da secoli in quasi tutte le tradizioni culinarie d'Europa. In Italia i tortelloni burro e salvia, formaggi alle erbe, zuppe e le foglie di salvia fritte in pastella. In Medio Oriente la Salvia viene usata per aromatizzare l'arrosto di montone.

Usi

In erboristeria Nella Roma Antica era già riconosciuto a questa pianta virtù terapeutiche e procedevano alla sua raccolta con un rituale particolare, senza l'intervento di oggetti di ferro, in tunica bianca e con i piedi scalzi e ben lavati.

Dagli antichi Egizi alla Farmacopea medioevale, la salvia fu sempre apprezzatissima in Erboristeria e non a caso Linneo le attribuì il nome di *officinalis*. Rafforza le gengive ed è indicato per lo smalto dei denti.

Secondo un'antica tradizione, inoltre, la *Salvia officinalis* può essere utilizzata per curare un'eccessiva sudorazione.

Nel giardinaggio La *Salvia officinalis*, come altre specie dello stesso genere, è frequentemente utilizzata nel giardinaggio. I fiori e il suo aspetto d'insieme sono gli elementi che più hanno contribuito al suo successo come pianta ornamentale.

Nella cosmetica L'estratto di salvia è un eccellente fissatore per profumi. Compare in molte formulazioni cosmetiche.

Come usare l'olio essenziale di Salvia officinale Per poter sfruttare i benefici dell'olio essenziale di salvia officinale, si aggiungono *2 gocce* di essenza a un cucchiaio di olio vegetale e si applica poi l'olio localmente per trattare l'*herpes labiale* oppure lo si massaggia sul petto per migliorare la respirazione in caso di *tosse*, *raffreddore* o *bronchite*.

Per i disturbi legati alla respirazione, è possibile anche diffondere l'essenza di salvia nell'ambiente utilizzando un diffusore classico o ad ultrasuoni. Per quanto riguarda la **Candida albicans**, malattia fungina dell'area genitale, si può aggiungere l'essenza di salvia al detergente intimo (una goccia ogni 10 millilitri di detergente) oppure è possibile assumente l'olio essenziale per via orale sotto controllo medico.

L'essenza di salvia officinale assunta per via orale ha inoltre azione **colagoga** e **coleretica**, cioè stimola la produzione e la secrezione di bile, migliorando i processi digestivi.

Controindicazioni Il tujione presente nell'olio essenziale di salvia officinale è *neurotossico* e *abortivo* dunque l'essenza di salvia officinale va utilizzata con particolare cautela soprattutto per uso interno. L'olio essenziale di salvia officinale è inoltre controindicato durante la gravidanza, nei bambini, nelle persone ipertese, negli epilettici e in caso di sensibilità a uno dei suoi componenti.

Per poter utilizzare l'olio essenziale di salvia officinale esternamente, occorre prima diluirlo in un olio essenziale, nella misura di una o due gocce ogni dieci millilitri di olio vegetale. In generale deve essere impiegato a bassi dosaggi.

4.21.2 Salvia sclarea o.e.

È detta anche **Erba moscatella**. Il significato di *sclarea* sta per *chiara*.

Proprietà dell'Olio Essenziale e Usi L'olio essenziale di *Salvia sclarea*, a differenza di quello di salvia officinale, non contiene tujione e il suo uso è quasi del tutto analogo all'uso dell'essenza di salvia officinale.

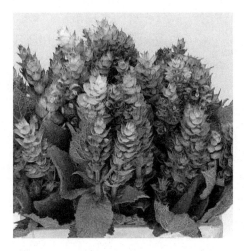 Anche l'olio essenziale di salvia sclarea è infatti indicato per il trattamento dei disturbi legati al ciclo mestruale e alla menopausa, come dismenorrea, amenorrea, sindrome premestruale, dolori durante il ciclo e vampate in menopausa.

L'olio essenziale della varietà sclarea è indicato anche in caso di problemi circolatori ed **emorroidi**. Per godere dei benefici dell'olio essenziale di salvia sclarea è sufficiente aggiungere una goccia di essenza a un cucchiaio di olio di mandorle dolci e utilizzare l'olio ottenuto per applicazioni locali in caso di emorroidi e **geloni**, oppure per massaggi sul corpo per favorire la circolazione e sul ventre per lenire i disturbi legati al ciclo mestruale.

L'olio essenziale di salvia sclarea è anche molto utilizzato in ambito cosmetico e, grazie alle sue proprietà astringenti e sebo regolatrici, è indicato soprattutto in caso di pelle e capelli grassi, impurità della pelle e forfora grassa.

Controindicazioni L'olio essenziale di *Salvia sclarea* non presenta particolari controindicazioni, ma il suo uso va evitato in gravidanza e sui bambini, oltre che sulle persone allergiche a uno o più componenti presenti nell'essenza.

Etimologia Il nome generico *Salvia* deriva dal latino *"salvus"* (salvare, sicuro, bene, sano) un nome antico per questo gruppo di piante dalle presunte proprietà medicinali. Il nome specifico *officinalis* indica una pianta con proprietà medicinali reali o supposte. *Salvia salvatrix natura conciliatrix* si recitava alla Scuola Medica Salernitana. Anche Plinio il Vecchio utilizzava il termine salvia per indicare la *pianta che sana*.

4.22 Sandalo Indiano O.E.

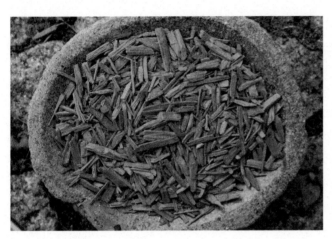

L'olio essenziale di Sandalo è ricavato da **Santalum album**, una pianta della famiglia delle *Santalaceae*. Conosciuto per le sue numerose proprietà, svolge un'azione armonizzante, afrodisiaca e antisettica, utile contro diarrea, depressione e acne.

Il Sandalo si ricava dalla pianta sacra di *Santalum album*, che in India è chiamato "l'albero del paradiso", in grado, secondo il folklore locale, di proteggere dagli spiriti maligni.

Il legno utilizzato viene prelevato **dalla pianta di almeno 80 anni**: pare che più vecchia sia la pianta, migliore sia l'olio che se ne ricava, il suo profumo è più intenso.

A rendere l'olio di sandalo così interessante dal punto di vista terapeutico sono gli **alcoli terpenici** contenuti appunto nel legno di sandalo.

Nella tradizione indiana l'olio di sandalo è usato durante le funzioni religiose, compresi anche i matrimoni e i battesimi. Oltre all'olio sono d'uso comune anche gli incensi, sia a bastoncino che a resina.

Proprietà e Benefici dell'Olio Essenziale di Sandalo

❀ Armonizzante: l'olio essenziale riequilibra tutto il sistema energetico dei **chakra** (ruote di Energia) calmando e facilitando lo sviluppo spirituale. Il suo pregio particolare consiste nel fatto che riesce a calmare il lavorio mentale che spesso distrae chi medita. Placando la parte razionale della mente, le consente di entrare negli stadi più profondi di meditazione. Riduce lo stress, calma l'aggressività, l'agitazione e la paura, indicato in caso di insonnia. Sostiene chi pratica lo yoga contro ansia e depressione, per ritrovare la serenità.

❀ Afrodisiaco: trasforma l'energia sessuale elevandola sul piano spirituale. Riduce l'aggressività e gli istinti violenti, allenta l'esasperazione e libera l'energia sessuale bloccata. I disturbi sessuali legati a stati depressivi vengono spesso risolti grazie all'uso di questo olio. Esso è tuttavia più adatto a persone attive, che non a soggetti flemmatici. Sebbene sia considerato da sempre un segnale potente e preciso dell'eros maschile, l'olio essenziale di sandalo emana una forza morbida e calda che avvolge uomini e donne con uguali benefici effetti.

Per un effetto dolcemente afrodisiaco o per un incontro speciale aggiungere anche *5 gocce di patchouli* (per l'uomo) o di *rose* (per la donna).

❀ Antisettico: come tutti gli olii essenziali, svolge un'azione antibatterica contro infezioni delle vie urinarie e respiratorie, utile in caso di cistite, mal di gola e laringite, anche a livello cutaneo per curare e prevenire l'acne e le irritazioni della bocca.

Parte Utilizzata   Legno e radici.

Metodo di Estrazione   Distillazione in corrente di vapore.

Nota Aromatica   Nota di *base*: profumo legnoso, dolce, balsamico, intenso.

Consigli Pratici e Uso dell'Olio Essenziale di Sandalo

❀ **Diffusione ambientale:** *1 gc per ogni mq* dell'ambiente in cui si diffonde, mediante bruciatore di olii essenziali, o negli umidificatori dei termosifoni.

❀ **Suffumigi:** portare ad ebollizione acqua in un pentolino, toglierla dal fuoco, aggiungere le *5-8 gocce di essenza*, coprire il capo con un asciugamano e respirare col naso il vapore, in caso di tosse e influenza.

❀ **Semicupio:** preparate l'acqua fino a coprire tutto il bacino. Aggiungete *12-15 gocce di essenza* di sandalo e rimanete immerse per almeno un quarto d'ora. Ripetete quotidianamente, anche due volte al giorno, finché persiste la cistite.

❀ **Impacchi:** in *200 ml* di acqua distillata o bollita e fatta raffreddare, diluire 10 gocce di olio essenziale di sandalo. Con compresse di garza fate impacchi sulla zona che presenta acne.

Controindicazioni dell'Olio Essenziale di Sandalo   L'olio essenziale di sandalo **non irrita**, non da sensibilizzazione e **non è tossico**. È bene prestare attenzione a non utilizzarlo in caso di patologie renali gravi e per periodi non superiori alle 6 settimane. Controindicato in gravidanza e allattamento.

Cenni Storici   Il sandalo è un'antica pianta della cultura religiosa e cerimoniale indiana e cinese, impiegato per le esequie. Da 4000 anni l'aroma dell'olio essenziale di sandalo è apprezzato, tanto da essere tradizionalmente usato nelle scuole di Yoga tantrico per risvegliare il *kundalini*, l'energia sessuale.

Oltre alla sua diffusione ambientale, si impiega da sempre in Oriente, come ingrediente per l'imbalsamazione, per la cosmesi, e come legno sacro per la costruzione di templi.

Nella medicina tradizionale cinese si utilizza nel mal di stomaco, vomito, gonorrea e malattie della pelle.

Nella Medicina Ayurvedica è usato nelle infezioni urinarie e respiratorie e per combattere la diarrea.

Il suo uso come disinfettante delle vie urinarie e la gonorrea, fu introdotto in Europa dai medici arabi. Oggi è impiegato in profumeria per la preparazione di saponi, cosmetici e lozioni.

L'**olio essenziale** di legno di sandalo è indicato a livello emotivo per le persone molto razionali che tendono a tenere tutto sotto controllo e che pertanto sono sempre sotto stress, poiché tranquillizza l'attività mentale, stimola alla calma e smorza gli eccessi di aggressività. A livello fisico il sandalo è uno degli oli essenziali più delicati per la pelle: non irrita, ristabilisce la giusta idratazione e cicatrizza le piccole ferite. Per le sue proprietà antisettiche e decongestionanti è un toccasana per i problemi delle vie respiratorie. Con l'avvicinarsi dell'inverno, sia l'umore che il fisico possono subire un "crollo": il **Sandalo** dona una sferzata di salute, rasserenando la psiche e rinforzando l'organismo.

Al Mattino l'Olio Essenziale di Sandalo dà Energia Al mattino un automassaggio stimola i meridiani di stomaco, fegato e milza responsabili della "dinamizzazione" dell'energia. Questo massaggio aiuta a mobilitare le forze vitali dell'organismo dopo il risveglio: ci si sente quindi tonificati e pieni di voglia di fare, senza che lo stress vada fuori controllo, perché tenuto a bada dall'azione antiansia del sandalo che penetra attraverso i pori della pelle. Il sandalo inoltre stimola la circolazione degli arti inferiori prevenendo i ristagni di liquidi.

Durante la giornata rende l'aria pura Un diffusore per aromaterapia e una miscela di **olio essenziale di sandalo** e *bergamotto* nella misura di *3 gocce* ciascuno diluiti in acqua. Questo mix ha una doppia funzione:

✾ *Stimola l'attenzione e la concentrazione.* Infatti, riduce i livelli di stress e il rischio di cefalea.

✾ *Scaccia la tosse.* Ripulisce l'ambiente da fumo, smog e batteri e svolge un'azione protettiva su tutto l'apparato respiratorio.

Alla Sera un Bagno Rilassante L'azione rilassante del sandalo si esplica al massimo nell'acqua del bagno, *10 gocce* nella vasca con il calore, l'olio essenziale agisce sia attraverso la

pelle, sia coi vapori che si sprigionano e che arrivano direttamente al cervello, passando per i centri olfattivi. Il risultato è
una profonda distensione che agevola una serata serena e una
notte tranquilla.

4.23 Tea Tree Oil

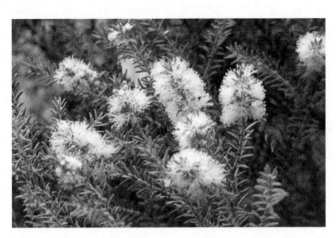

L'olio essenziale di **Tea tree**, o Tea tree oil, è ricavato dalla **Melaleuca alternifolia**, una pianta della famiglia delle *Mirtaceae*. Il curioso nome di "Albero del tè" (**Tea Tree**) gli è stato attribuito, dallo scopritore dell'Australia, **James Cook**, che imparò a preparare, imitando le usanze locali, un **infuso rinfrescante con le foglie** di quest'albero, dalle proprietà curative ed antisettiche.

Conosciuto per le sue numerose proprietà, è utile in caso di **sepsi**, **micosi**, indicato quindi per il trattamento di irritazioni cutanee, punture di insetti, scottature, **mal di gola**, **febbre**, **gengiviti**, **afte**, **antibatterico** e **antivirale** che lo rendono una delle sostanze più miracolose che la natura sia in grado di offrirci.

Descrizione della Pianta L'isolamento dell'**Australia** dal resto dei continenti ha permesso l'evoluzione di moltissime specie vegetali diverse da quelle esistenti nel resto del pianeta. Alcune di queste, come la **Melaleuca alternifolia**, sono risultate particolarmente proficue per l'uomo. Arbusto, che cresce solo in una limitata **area paludosa** e presso i ruscelli. Le **foglie** sono lineari, lunghe, i **fiori**, bianchi, sono riuniti in grappoli lunghi dai 3 ai 5 cm, mentre i **frutti** sono legnosi e a forma di coppa, con un diametro 2-3mm.

Parte Utilizzata   Foglie.

Metodo di Estrazione   Distillazione in corrente di vapore.

Nota Aromatica   Nota di *cuore*: profumo erbaceo, fresco e balsamico

Componenti   Il principale costituente dell'olio di melaleuca è rappresentato dal ***terpinen-4-olo***, presente in concentrazioni che variano dal 30% al 45%. Oltre al *terpinen-4-olo*, sono anche presenti: γ-*terpinene* (in concentrazioni del 15% circa); α-*terpinene* (in concentrazioni dell'8% circa); *1,8-cineolo* (in concentrazioni del 5-6%); α-*terpineolo* (in concentrazioni del 5%); α-*pinene*; *limonene*; *p-cimolo*; *terpinolene*; *viridiflorene*.

Il **terpinen-4-olo**, oltre a essere il componente presente in maggior quantità, sembra essere il principale responsabile delle proprietà antimicrobiche ascritte all'olio di melaleuca.

Usi del Tea Tree Oil

❀ **Disinfettante ferite**: grazie alle sue proprietà antisettiche è possibile utilizzare il tea tree oil per disinfettare piccole ferite. Applicatelo sulle zone interessate con un batuffolo di cotone dopo averne diluite due o tre gocce in olio vegetale.

❀ **Acne e brufoli**: in caso di problemi di acne e foruncoli infiammati utilizzare il tea tree come trattamento d'urto applicandone una goccia diluita, direttamente sull'imperfezione, come antivirale su *herpes*, *porri* e *verruche*.

❀ **Candida**: grazie alle sue proprietà *antimicotiche* il tea tree oil viene sempre più di frequente consigliato in caso di candida. Può essere impiegato come *antifungino* nelle classiche patologie che colpiscono le *unghie* o i piedi di chi pratica sport come il nuoto e frequenta spesso piscine o palestre. Utilissimo anche contro le micosi del *gatto* e del *cane*.

❀ **Suffumigi**: contro i sintomi dell'influenza, aggiungete 5 gocce di tea tree oil all'acqua bollente che utilizzerete per i suffumigi.

❀ **Forfora**: diluire *10 gocce* di tea tree oil in un flacone di shampoo neutro, senza profumo e a base di tensioattivi vegetali, che utilizzerete come di consueto.

❀ **Deodorante naturale**: Tea tree oil combatte efficacemente i cattivi odori causati dalla sudorazione.

❀ **Decongestionante nasale**: in caso di raffreddore, riscaldare poche gocce di tea tree sfregandole i palmi delle mani, prima di respirarne il benefico profumo. Prevenire i pidocchi: nei bambini si consiglia di diluire due gocce in un olio o in una crema e strofinarlo ogni giorno dietro le orecchie per tenere lontano i temuti parassiti.

❀ **Herpes labialis:** il tea tree oil risulta un grande alleato grazie alle sue proprietà disinfettanti e *antivirali*. Basta versare poche gocce diluite in altro olio vegetale direttamente sulla pustolina che si seccherà in brevissimo tempo senza aumentare di volume.

❀ **Mucolitico:** i suoi vapori possono garantire benessere per la respirazione e combattere le sindromi influenzali caratterizzate dalla presenza di *muco* e *catarro*. Se inalato, è in grado di svolgere un'efficace *azione fluidificante* ed *espettorante* sulle vie respiratorie, e come tutti gli olii balsamici, agisce sul naso chiuso ed eccessive secrezioni bronchiali.

❀ **Antinfiammatorio:** non essendo irritante, il tea tree oil è consigliato per l'uso locale su zone particolarmente delicate come le mucose di bocca, vagina e ano. Su questi tessuti molli, oltre a svolgere *attività antisettica*, aiuta a sfiammare in caso di *irritazioni*, leucorrea, *bruciori*, *pruriti*, *ragadi*, foruncoli, utile anche contro gli *ascessi dentali*. Per questa tipo applicazione è necessaria la veicolazione in gel di aloe puro.

❀ **Diffusione ambientale:** *1 gc* di olio essenziale di tea tree per ogni mq dell'ambiente in cui si diffonde, mediante bruciatore di olii essenziali o nell'acqua degli umidificatori dei termosifoni, per purificare l'aria in case di malattie da raffreddamento.

Controindicazioni dell'Olio Essenziale di Tea Tree Alle giuste dosi, l'olio essenziale di tea tree è generalmente atossico. Come tutti gli oli essenziali, può provocare reazioni allergiche cutanee e disturbi digestivi con nausea e vomito se dato a dosi eccessive. Il Tea Tree Oil è *controindicato in gravidanza,* durante *l'allattamento* e in pazienti con *insufficienza epatica e renale* e, in genere, è assolutamente sconsigliato, per via orale, a tutti i bambini al di sotto dei 5 anni.

Cenni Storici In **Australia**, gli aborigeni fin dai tempi antichi hanno utilizzato le foglie della melaleuca, in quanto ricche in olio essenziale e hanno trasmesso la conoscenza fino ai nostri giorni, quando la scienza ha dimostrato le numerose proprietà benefiche. Definito come *"il guaritore più versatile della Natura"* dagli antichi australiani, veniva da loro utilizzavano per curare ferite, piaghe, ulcere e per tenere lontani *parassiti e termiti.*

4.24 Timo Rosso O.E.

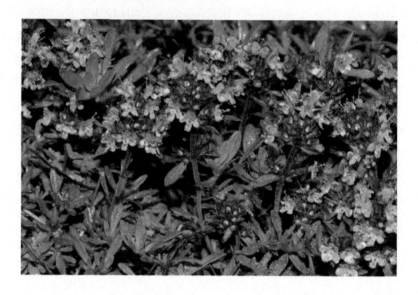

L'olio essenziale di **Timo rosso** è ricavato dal *Thymus vulgaris*, una pianta della famiglia delle *Lamiaceae* o Labiate. Conosciuto per le sue numerose proprietà, è usato come tonico, antibiotico e antinfiammatorio.

Descrizione della Pianta Il Timo rosso cresce in Europa nell'area occidentale-mediterranea fino ad altezze considerevoli (1500 m). Spontaneo o coltivato, il *Thymus vulgaris* é una specie che predilige ambienti secchi o scogliere e terreni leggeri, calcarei, drenanti e soleggiati.

È una pianta arbustiva, aromatica, perenne. Alta fino a 30 cm con fusti tortuosi e legnosi e a sezione quadrata. Le piccole foglie sono aromatiche, i fiori presentano una corolla rosea con 5 petali irregolari e 4 stami.

Parte Utilizzata Sommità fiorite, la raccolta avviene tra maggio e luglio, quando i fusti vengono tagliati avendo cura di evitare le parti legnose.

Metodo di Estrazione Distillazione in corrente di vapore intera pianta; il prodotto ottenuto è un olio rosso molto potente e fortemente aromatico.

Nota Aromatica Nota di *base*: odore caldo, pungente, intenso, balsamico, fortemente aromatico.

Olio Essenziale di Timo Rosso Sono presenti diversi oli essenziali, fino al 50% di *timolo*, e in misura nettamente minore *carvacrolo*, *terpineolo*, *borneolo*, *linalolo*, *geraniolo*, *tujanolo*; contiene anche *tannini* ad azione antivirale (3,5-7,5%), *flavonoidi*, *saponine* e *triterpeni* con attività antibiotica.

L'azione antibatterica del timo si ascrive principalmente a *timolo* e *carvacrolo*: questi oli essenziali appartengono al gruppo dei *fenoli*, sostanze dal potere battericida.

Anche *linalolo* e *tujanolo* hanno caratteristiche importanti da un punto di vista fitoterapico: sono profumati, stimolano il sistema nervoso e hanno proprietà antibatteriche; svolgono un'azione delicata e non irritante, al contrario del timolo che va quindi evitato dalle persone con pelle sensibile.

Uso e Consigli Pratici sull'Olio Essenziale di Timo Rosso

❀ **Diffusione ambientale:** *1 gc* per ogni *mq* dell'ambiente in cui si diffonde, mediante bruciatore di olii essenziali o umidificatore dei termosifoni, aiuta a purificare l'aria ed evitare il rischio di contagio nelle stanze di persone malate.

❀ **Olio per massaggi:** diluire *10 gocce in 100 ml* di olio di mandorle dolci e frizionare in caso di lombaggini, contusioni, ematomi, dolori e strappi muscolari. Massaggiare la parte dolorante fino a completo assorbimento per usufruire dell'*azione antidolorifica*, oppure per *tonificare* i muscoli, prima o dopo l'attività fisica.

❀ **Suffumigi:** in una bacinella d'acqua bollente mettete *6 gocce* di olio essenziale. Coprire il capo con un asciugamano e inspirare preferibilmente col il naso, in presenza di sinusite, raffreddore, tosse.

Proprietà e Benefici dell'Olio Essenziale di Timo Rosso

❀ **Tonificante** del sistema nervoso, se inalato, svolge un' *azione stimolante* e *ricostituente*. Risulta utile in caso di stanchezza fisica e astenia mentale. *Migliora la memoria* e l'*attività cerebrale*, contrastando insonnia e depressione.

❀ **Antibiotico:** è uno dei rimedi più potenti contro le *infezioni batteriche* che colpiscono le vie urinarie, il sistema respiratorio e l'intestino provocate da batteri, enterococchi, stafilococchi, streptococchi, pneumococchi e in presenza di *candidosi*, *cistite*, *enterocolite*, *leucorrea*.

❀ **Balsamico:** aiuta a fluidificare ed *espettorare il catarro* da bronchi e polmoni, sfiamma le congestioni della

gola, delle mucose polmonari, e nasali. Per queste proprietà risulta essere uno dei rimedi elettivi contro *tosse*,
bronchite, *pertosse*, *otite*, *sinusite*, *raffreddore*.

✿ **Antinfiammatorio**: per uso esterno, grazie all'*azione
analgesica*, può essere massaggiato in caso di *dolori
reumatici*, *artrite*, *contusioni*, *distorsioni* e *strappi
muscolari*.

✿ **Antiparassitario**: elimina parassiti di vario tipo, che
affliggono la pelle tipo *scabbia*, *pidocchi* ecc. e che provocano dermatiti, su cui svolge anche un'*azione cicatrizzante*, e quelli intestinali, tenia, ascaridi, ossiuri e
altri.

Il Timo è una pianta molto utilizzata in cucina per aromatizzare diversi tipi di pietanze, ma è soprattutto dotato di spiccate
attività *eupeptiche*.

La tisana di timo è utile contro la costrizione delle vie
aeree; tuttavia, i benefici del timo non sono localizzati solo
nel tratto respiratorio, ma si riscontrano anche a livello del
tratto digerente riducendo il senso di gonfiore e stimolando la
digestione.

Controindicazioni dell'Olio Essenziale di Timo Rosso L'o-
lio essenziale di timo è un liquido rosso (Timo rosso *Thymus vulgaris*) con odore caldo e intenso, non deve essere usato in gravidanze e da chi soffre di pressione alta, epilessia,
ipertiroidismo.

Cenni Storici Il nome della pianta deriva dal termine greco *thymos*, o *thumòs*, che significa "coraggio".

Gli **Egizi** già conoscevano la sua potente attività antibiotica, tanto da utilizzarlo, come ingrediente, nella **pratica imbalsamatoria**, per arrestare il processo di putrefazione dei tessuti.

Si trovano tracce della sua conoscenza negli scritti di Ippocrate e Dioscoride in quanto era usato dai Greci per fare delle fumigazioni per scongiurare il contagio di malattie infettive.

I filosofi dell'antica Roma erano soliti bere un infuso di timo prima di dedicarsi ai loro studi, in quanto credevano che tonificasse la mente e favorisse la **concentrazione** e la **determinazione**.

Nel **Medioevo**, i medici della **Scuola Salernitana** consigliavano alle **persone depresse** di respirare direttamente dalla pianta il profumo del timo.

4.25 Ylang Ylang O.E.

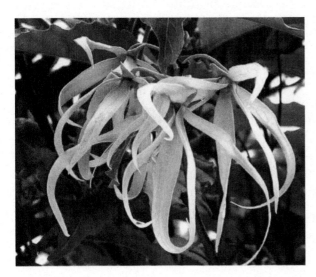

La **Cananga odorata**, comunemente conosciuta come **Ilang-ilang** o **ylang-ylang**, è un albero della Famiglia delle *Annonaceae* dai rami penduli, simile al salice, con fiori che ricordano l'anemone marino, dai quali si ricava l'omonima essenza. È un albero a crescita rapida che raggiunge un'altezza media di 12 metri. I numerosi e profumatissimi fiori crescono, solitari o riuniti in piccoli grappoli, in autunno e primavera. La pianta è nativa delle Filippine e dell'Indonesia e cresce comunemente in tutta la fascia sub tropicale e nelle isole della Polinesia, Melanesia e Micronesia.

Cresce in condizioni di pieno sole o semi ombra e preferisce i suoli acidi tipici delle foreste pluviali, suo habitat naturale.

L'olio essenziale di ylang-ylang è utilizzato nell'industria dei profumi e in Aromaterapia. Rappresenta quasi il 30% delle esportazioni delle isole Comore il luogo più importante per la produzione dell'olio essenziale;

L'aromaterapia attribuisce all'ylang-ylang proprietà sedative, debolmente antidepressive, tonificanti il SNC, antisettiche, tonifica il sistema circolatorio.

Denominato *"il fiore di tutti i fiori"*, l'ylang-ylang rappresenta una delle essenze maggiormente utilizzate nei profumi femminili: narcotica, dolce, con sottofondo "cremoso" e intensamente erotica.

Degno di nota *"l'olio di Macassar"*, unguento per capelli che le donne delle isole Tonga preparavano macerando i fiori di ylang ylang in olio di cocco.

Proprietà e Benefici dell'Olio Essenziale di Ylang Ylang

❀ **Calmante**, inalato svolge un'azione rilassante sul sistema nervoso, attenua disturbi come ansia, depressione, irritabilità, nervosismo e insonnia. L'olio **essenziale di ylang ylang** crea armonia in caso di contrasti, collera, rancore e frustrazione, perché favorisce la comprensione e il perdono, dissolve le delusioni e le offese, ripristina il desiderio di amare;

❀ **Ipotensivo**, l'essenza è in grado di abbassare la pressione arteriosa e di attenuare i disturbi provocati sul sistema cardio-circolatorio dallo stress, come palpitazioni e tachicardia.

❀ **Afrodisiaco**, è un olio essenziale erotico, utile per risvegliare i sensi, in caso di frigidità, impotenza, e per chi non riesce a lasciarsi andare; allontana il dubbio, le insicurezze e i sentimenti bloccati. È di grande aiuto nella femminilità repressa perché libera la gioia, la sensualità, l'euforia e la sicurezza interna.

❀ **Tonificante e astringente** per la pelle, è indicato in caso di acne e produzione eccessiva di sebo: se diluite qualche goccia nel detergente per il viso, il derma recupera tono e luminosità. Se versato in piccole dosi, in olio di cocco o burro di Karitè, è un ottimo *nutriente* e *protettivo* per i capelli, soggetti a salsedine, vento e sole.

Parte Utilizzata I **fiori** sono le parti che vengono utilizzate per effettuare le distillazioni.

Metodo di Estrazione Il fiore è distillato in acqua con un metodo particolare: viene bloccata e fatta ripartire la distillazione al fine di ottenere quattro frazioni distinte, che contengono molecole differenti e quindi quattro oli essenziali aromaticamente distinti.

L'olio di ylang ylang si presenta come un liquido piuttosto vischioso e giallognolo, dalla composizione chimica assai complessa; è infatti costituito da oltre un centinaio di molecole diverse:

Nella prima frazione, chiamata *"ylang-ylang extra"*, sono presenti le sostanze con il punto di ebollizione minore della miscela: *p-cresol metil etere*, benzoato di metile, acetato di benzile, linalolo, e E-cinnamil-acetato. Dal colore giallo pallido, questa essenza risulta dolce, morbida e leggermente speziata con carattere floreale-balsamico.

La seconda frazione è l'olio di *"ylang-ylang I"* (*première*) che contiene meno sostanze volatili e maggior concentrazione di geraniolo, acetato di geranile, e β-cariofillene.

La <u>terza frazione</u>, denominata *"ylang-ylang II"* (*seconde*), è composta da sostanze ancora più alto-bollenti, quali: D-germacrene, (E,E)-α-farnesene, (E,E)-farnesolo, benzoato di benzile, (E,E)-farnesil acetato, salicilato di benzile e piccolissime quantità di sostanze incluse nella frazione precedente.

Nell'ultima <u>parte</u> denominata *"ylang-ylang III"* (*troisième*) sono presenti eugenolo, isoeugenolo, p-cresolo e sesquiterpeni.

Le distillazioni successive possiedono una qualità gradualmente inferiore. La terza distillazione mantiene ancora una discreta quantità di profumo ed è impiegata in saponi e prodotti per l'igiene personale.

Nota Aromatica Nota di *cuore*: profumo dolce, floreale, speziato. La nota floreale, considerata di cuore, conferisce alla composizione una "spinta" iniziale, sposandosi magnificamente con le note di testa.

Consigli Pratici e Uso dell'Olio Essenziale di Ylang Ylang

❀ **Diffusione ambientale:** *1 gc* di olio essenziale di ylang ylang *per ogni mq* dell'ambiente in cui si diffonde, mediante bruciatore di olii essenziali o nell'acqua degli umidificatori dei termosifoni.

❀ **Bagno rilassante:** *10 gc nell'acqua della vasca*, emulsionare agitando forte l'acqua, quindi immergersi per 10 minuti.

❀ **Uso cosmetico:** diluite al *5%* il prodotto in olio di cocco per farne un impacco per capelli prima dello shampoo.

Controindicazioni dell'Olio Essenziale di Ylang Ylang Si consiglia soprattutto per uso esterno e di attenersi alle dosi consigliate, poiché alti dosaggi di olio essenziale, se assunti per via orale, di ylang ylang possono provocare nausea o mal di testa.

Cenni Storici Il nome ylang-ylang di origine tagalog, lingua filippina, significa **fiore dei fiori**, o da *ilang-ilan*, ossia "**non comune**", riferibile all'aroma molto particolare. Già i coloni francesi la definirono "profumo afrodisiaco", perché veniva usato negli harem insieme ad altri olii essenziali.

In Indonesia i fiori vengono sparsi sul letto nuziale per la prima notte di nozze ciò a dimostrare l'uso che quest'essenza possiede fin dall'antichità quale afrodisiaco per aumentare la libido. Grazie all'azione rilassante sulle tensioni nervose e tonica-stimolante su psiche e fisico; risulta utile contro impotenza e frigidità.

4.26 Zenzero O.E.

Lo **Zenzero** (*Zingiber officinale*) è una pianta erbacea della Famiglia delle **Zingiberaceae**, la stessa famiglia del Cardamomo e della Curcuma, originaria dell'Estremo Oriente, commercializzato col nome inglese di **ginger**.

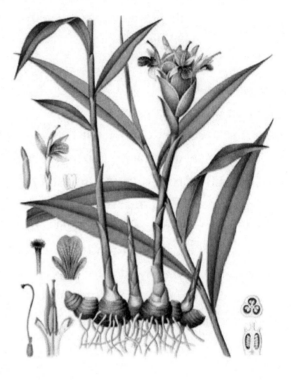

Coltivato in tutta la fascia tropicale e subtropicale, è provvisto di rizoma carnoso e densamente ramificato dal quale si dipartono sia lunghi fusti sterili e cavi, formati da foglie lanceolate inguainanti, sia corti scapi fertili, portanti fiori giallo-verdastri con macchie porporine.

Questa pianta perenne tropicale ha un portamento eretto e raggiunge un'altezza di 1 metro e più, ha un rizoma, radice, tuberoso strisciante ramificato e fiori bianchi o gialli-verdastri con macchie porporine che fioriscono solo per circa 36 ore. Il rizoma è estratto dopo la fioritura.

Venne introdotta in Europa attraverso la **Via delle Spe-**

zie nel Medioevo e successivamente in Sud America dagli Spagnoli.

Nella medicina ayurvedica, lo zenzero è considerato una medicina universale per la purificazione fisica e spirituale.

È riscaldante e stimolante. Calma e riequilibria lo stomaco.

Parte Utilizzata   le radici (rizoma).

Metodo di Estrazione   distillazione in corrente di vapore; l'estrazione con solvente è destinato all'uso in profumeria.

Principali Costituenti Chimici   sesquiterpeni 60% (alfa- zingiberene, gamma e beta-bisabolene, beta-sesquifellandrene, beta-fellandrene, curcumene, etc.), ossidi (1,8 cineolo), monoterpeni, monoterpenoli (alfa-terpineolo, borneolo, sesquiterpenoli, esteri (acetato di geranile)).

Nota Aromatica   Nota di *base*.

Colore dell'Olio   arancio chiaro.

Odore   caldo, speziato, pungente (olio essenziale di rizoma essiccato); limone (olio essenziale di rizoma fresco).

Utilizzi dell'Olio Essenziale di Zenzero

✻ **Tonificante**: se inalato, riequilibra le energie che non sono **in armonia**. Aiuta a svegliare e scaldare i **sensi sopiti**, migliora la **concentrazione** e la **capacità di discernimento**.

❀ **Antinausea:** utile per prepararsi a lunghi e faticosi viaggi, perché diminuisce l'*ansia*. È usato come moderatore nelle **chinetosi** (turbe da movimento passivo come **mal d'aria, di mare e d'auto**), e contro la **nausea** dagli ormoni della crescita, presenti nei primi mesi di gestazione. Lo zenzero sembra non avere effetti collaterali, mentre molti farmaci anti-chinetosi causano sonnolenza. Ciò fa dell'olio essenziale di zenzero una valida alternativa per la cura delle nausee in genere, soprattutto quella mattutina della **gravidanza**.

❀ **Antidolorifico:** diluito in un olio vegetale e massaggiato, è efficace contro dolori **reumatici, rigidità muscolari dovuti a traumi, strappi, stiramenti, mal di schiena, mal di testa e cervicale**. Ha un'azione rubefacente (cioè determina il richiamo di sangue negli strati più superficiali della pelle, scaldando la zona e alleggerendo l'infiammazione agli strati sottostanti proprio grazie alla sottrazione di sangue). Dona calore all'organismo dopo un'intensa esposizione al freddo.

❀ **Digestivo:** Riequilibra e stimola le funzioni digerenti, è usato come carminativo per eliminare i **gas intestinali**, si dimostra utile in caso di **diarrea**.

❀ **Antivirale:** È un potente antibiotico contro le infezioni da virus e batteri, efficace contro **febbre, raffreddore, tosse**.

❀ **Afrodisiaco:** Lo zenzero è un forte stimolante sessuale maschile.

Utilizzi dell'Olio Essenziale di Zenzero

❀ **Uso interno:** contro i disturbi digestivi (digestione lenta, gas intestinali, diarrea), *1-2 gocce* in un cucchiaino di miele o di olio d'oliva, 3 volte al giorno per una settimana. Anche i crampi provocati da dolori di stomaco o da dolori muscolari sono alleviati da una frizione locale con 1 goccia di essenza di zenzero.

❀ **Uso esterno:** diluito in un olio vegetale al **5%**, per un'applicazione locale o un massaggio. Lo zenzero è altrettanto efficace in caso di dolori artritici, reumatici, e in caso di dolori muscolari legati ad affaticamento e sforzi prolungati.

❀ **Uso cosmetico:** in oli e bagni rigeneranti, in caso di pelle senescente; ottimo nei prodotti per lo sport, per riscaldare i muscoli, dolori cervicali aggravati dal freddo, con tensione muscolare o dolore di tipo spastico esempio *torcicollo*. Dopo l'applicazione dell'olio mantenere calda la parte coprendola con un foulard di lana.

❀ **Uso nel diffusore:** stimolante generale e ricostituente contro l'affaticamento, l'astenia e l'impotenza; afrodisiaco maschile; in caso di sconforto e solitudine.

Controindicazioni Nessuna controindicazione. Tuttavia, prima di assumere il prodotto per uso interno, come tutti gli oli essenziali, può risultare irritante per le mucose. Evitare nei primi tre mesi di gravidanza.

Precauzioni d'Uso   Atossico, non irrita, tranne in concentrazione elevata, ma è leggermente fototossico; può causare sensibilizzazione.

5 Formulazioni

Abbiamo già parlato delle note di Testa, di Cuore e di Fondo alle quali vengono associati gli oli essenziali, classificazione basata sull'impressione che essi suscitano.

Gli O.E. che vengono associati alle **note di Testa** sono quelli percepiti per primi, successivamente quelli di **Cuore**, infine quelli di **Fondo** che sono i più persistenti e meno volatili.

Gli oli essenziali contengono varie sostanze chimiche. Generalmente aldeidi, chetoni, alcoli, esteri e terpeni. Le sostanze aromatiche si combinano con il glucosio e si formano glucosidi che vengono distribuiti nelle varie parti della pianta.

La composizione e la concentrazione dell'olio essenziale è influenzata del suolo, dal clima, dal metodo di coltivazione, dal periodo dell'anno e del giorno.

Per rallentare l'evaporazione degli oli essenziali si aggiungono dei fissativi come l'ambra grigia, la polvere di iris e altre sostanze chimiche.

Uso esterno

Diluizione in olio da Massaggio

Per 30 ml di olio vettore   10-13 gocce
Per 50 ml di olio vettore   18-20 gocce
Per 100 ml di olio vettore   36-40 gocce

Diluizione in crema da massaggio e per il viso

Per una crema neutra di 50 ml per il viso   max 15 gc totali
Per una crema da massaggio per il corpo   max 30 gc totali

Olio puro

Herpes labiale   2 gocce di Tea Tree Oil
Verruche   2 gocce di Tea Tree Oil
Punture insetti   2 gocce di Lavanda

In Bagnodoccia, Bagnoschiuma, Shampoo

Secondo le caratteristiche degli oli essenziali descritte si possono aggiungere per le azioni specifiche degli stessi non superando mai le 30 gocce totali.

Medicina Cinese: Azioni riequilibranti secondo il dualismo Ying/Yang   Gli Oli Essenziali vengono suddivisi anche secondo il tipo di azione Ying e Yang. Servono per riequilibrare l'organismo e riportarlo a uno stato di benessere e di buona salute.

Lo **Yin** e lo **Yang** sono l'espressione della dualità presente nell'universo fisico. Sono due forze opposte e complementari, senza le quali non esisterebbero i fenomeni naturali: il giorno non sarebbe tale senza il suo opposto, la notte, il caldo senza il freddo, il bene senza il male, il maschio senza la femmina. Anche il nostro organismo è il risultato dell'equilibrio di queste due forze.

Nulla è del tutto Yin o interamente Yang, infatti, se si dice che qualcosa è Yang, si intende che lo è prevalentemente, ma vi sarà anche una piccola parte Yin.

Infatti, quando si presenta una malattia, significa che si è verificato uno squilibrio tra Yin e Yang.

Gli Oli Essenziali vengono suddivisi anche secondo il tipo di azione **Ying** e **Yiang**. Servono per riequilibrare l'organismo e riportarlo a uno stato di benessere e di buona salute.

Spesso ci si chiede come mai un olio essenziale utilizzato per una persona, non ha gli stessi effetti su un'altra che manifesta gli stessi bisogni. Questo si può capire se si considera l'individuo nella sua complessità e la pianta da cui viene estratta l'essenza.

Sono di **tipo Yiang** oli come quelli di Arancio, Bergamotto, Cajeput Cannella, Legno di Cedro, Cardamomo, Citronella, Coriandolo, Chiodi di Garofano, Bacche di Ginepro, Incenso, Limone, Mandarino, Menta Piperita, Mirra, Origano, Patchouli, Pino, Rosmarino, Sandalo, Tea Tree, Timo, Zenzero.

Sono di **tipo Ying** quelli di Finocchio, Camomilla, Cipresso, Eucalipto, Gelsomino, Geranio, Lavanda, Mirto, Nèroli, Niaouli, Rosa, Salvia, Ylang Ylang.

6 Aromaterapia e Aromacologia

Mentre per l'Aromaterapia si intende una azione di tipo tera-peutico per l'aromacologia si intende la scienza che studia gli effetti positivi degli oli essenziali sulle emozioni. L'*Aromacologia* punta semplicemente al benessere, al sorriso interiore frutto di un ambiente che sa di buono.

A volte ci siamo soffermati a sentire un profumo che ci ricordava ad esempio l'odore delle piante delle nostre vacanze infantili. Questo accade per qualunque tipo di odore, anche quello del cibo. In realtà esistono essenze che ci fare stare bene anche se non sappiamo perché. Facciamo la stessa cosa quando scegliamo un profumo da metterci addosso.

Un profumo deve contribuire a porci in sintonia con noi stessi, con le persone che ci circondano, con l'ambiente in cui ci troviamo per favorire il nostro benessere fisico, mentale spirituale e sensoriale.

Diamo di seguito alcune indicazioni:

AL RISVEGLIO	Menta, Pino, Salvia sclarea, Rosmarino.
TENSIONE NERVOSA	Petit grain, Maggiorana, Neroli.
MONDO GRIGIO	Salvia sclarea, Incenso, Ylang-Ylang.
CALI DI MEMORIA	Rosmarino, Ginepro.
PRESSIONE ALTA	Ylang-Ylang, Lavanda, Limone.
PRESSIONE BASSA	Salvia, Pino, Rosmarino, Vetiver.
PER UN BUON SONNO	Camomilla, Lavanda, Neroli.
PER LA CONCENTRAZIONE	Bergamotto, Zenzero, Mirra, Ginepro.
MOMENTO DEGLI ESAMI	Gelsomino, Zenzero, Camomilla, Salvia sclarea.

7 Oli Vettori

Sono oli vegetali nei quali si possono diluire gli Oli Essenziali da applicare sulle parti esterne del corpo sottoposte a trattamento.

Olio di Albicocca   Si estrae dall'Albicocca, nome scientifico ***Prunus armeniaca***, pianta da frutto della famiglia delle ***Rosacee***. Molto coltivata come frutto da consumare fresco e produrre marmellate e succhi di frutta, Il nocciolo in cui si trova un'*armellina*', cioè una piccola mandorla dal sapore amarognolo è dotata di interessanti proprietà. Dalla ***spremitura a freddo dei semi*** dei noccioli di albicocca si ricava un olio di colore giallo tenue, dal ***sapore che ricorda le mandorle***, molto buono da usare sia come alimento, che come prodotto di bellezza, sia da solo, che unito ad altri ingredienti a normali creme poiché è anche ***antinfiammatorio*** è utilizzato anche per applicazioni locali sulle aree della pelle infiammate.

Per il viso può essere usato come ***prodotto struccante***, oppure come nutriente, antirughe. Tonifica la pelle e combatte le rughe, è infatti molto efficace per il trattamento del contorno occhi di cui attenua i segni del tempo e riduce le occhiaie.

148

Protegge la pelle dagli arrossamenti e dalle aggressioni degli agenti atmosferici e dai raggi UV.

È un olio molto delicato, che si assorbe rapidamente e non unge, però è **comedogenico** per questo chi ha una pelle acneica dovrebbe evitarlo.

Migliora la conservazione degli oli essenziali. Molto fine, poco untuoso e di facile assorbimento per massaggi anticellulite e cute disidratata.

Olio di Argan L'**Argania**, (*Argania spinosa* o *Argania side-roxylon*) è un albero diffuso negli aridi paesaggi che caratterizzano il sud ovest del Marocco. Nonostante la scarsità di acqua nel sottosuolo, l'Argania è un albero molto longevo che può arrivare fino a 150-200 anni di età.

L'**olio di Argan** è l'olio estratto dai semi della pianta. È particolarmente apprezzato per le sue proprietà nutritive, cosmetiche e medicamentose. Nel linguaggio cosmetico è anche conosciuto come *olio marocchino*.

Il frutto che produce è una bacca di colore verde, simile ad un'oliva, ma di dimensioni maggiori. Al suo interno contiene un nocciolo particolarmente duro che a sua volta racchiude due o più mandorle da cui si estrae l'olio.

Capace di migliorare l'idratazione della pelle, conseguentemente è in grado di aumentarne le difese ed elasticità.

La produzione dell'olio di Argan richiede un processo laborioso che fino a poco tempo fa veniva interamente realizzato a mano.

L'operazione più laboriosa consiste nell'iniziale rimozione della polpa esterna (destinata all'alimentazione del bestiame) e nella successiva estrazione della noce contenuta nel frutto. La resistenza di tale guscio viene vinta dalla percussione di due pietre che schiacciano la noce e liberano i semi in essa contenuti. Il passaggio successivo prevede una lenta essiccazione, tostatura, che dev'essere eseguita a temperature moderate.

Il processo di tostatura conferisce all'olio di Argan uno spiccato aroma ed un sapore particolare che ricorda da vicino quello della nocciola. Il colore è leggermente più scuro rispetto all'olio d'oliva del quale, dal punto di vista nutrizionale, ricalca le caratteristiche. Le sue proprietà salutistiche sono inoltre rinforzate dall'abbondante presenza di antiossidanti, come i preziosi *tocoferoli* (vitamina E).

Le proprietà cosmetiche dell'olio di Argan sono conosciute dai popoli africani fin dall'antichità. Non a caso, l'albero dal quale si ottiene questa preziosa sostanza viene anche chiamato "albero della vita".

L'olio di Argan destinato all'impiego in ambito cosmetico non viene sottoposto a tostatura, ma viene **spremuto a freddo**.

Usi Le proprietà cosmetiche dell'olio di Argan possono essere sfruttate in vari modi in ambito cosmetico al fine di apportare benefici a diverse parti del corpo:

❊ Poche gocce di olio applicate direttamente sulla pelle o nell'acqua del bagno o direttamente sulla spugna sono sufficienti per donare alla cute luminosità e morbidezza;

❊ Sempre grazie alla sua spiccata attività antiossidante, l'olio di Argan è dotato di attività antietà e antirughe;

✸ Può essere utilizzato per effettuare degli impacchi sui capelli umidi che soffrono di fragilità e debolezza. Inoltre, poche gocce di olio massaggiate sul cuoio capelluto aiutano a combattere la forfora;

✸ Viene impiegato per la prevenzione delle smagliature durante la gravidanza;

✸ Insieme al succo di limone può essere utilizzato come lozione contro la sfaldatura e la rottura delle unghie fragili.

Numerosi sono i prodotti cosmetici e per la cura della persona che vantano nella loro composizione la presenza dell'olio di Argan, come creme antirughe, shampoo, detergenti vari, prodotti per il make-up.

Olio di Avocado L'olio di Avocado si estrae dalla polpa del frutto di **Persea americana** specie arborea da frutto che appartiene alla famiglia delle **Lauracee** mediante **spremitura a freddo** e centrifugazione. I frutti di Avocado ven-gono puliti, sbucciati e denocciolati; segue una pressatura grossolana con macerazione mediante calore umido e successiva centrifugazione del prodotto. L'olio di avocado così estratto viene quindi rettificato per eliminare le componenti indesiderate e renderlo appetibile agli occhi del consumatore.

Due sono le principali applicazioni dell'olio di avocado: quella alimentare e quella cosmetica.

Proprietà Nutrizionali La composizione acidica, quindi il contenuto qualiquantitativo in acidi grassi, è molto simile a quella dell'olio di oliva, un elevato contenuto in acido oleico (55-75%), per questo motivo non irrancidisce facilmente. L'olio di avocado è un utile ausilio nella prevenzione delle malattie cardiovascolari. Una caratteristica peculiare dell'olio di avocado è la ricchezza della sua frazione insaponificabile dove abbondano *tocoferoli* (vitamina E) e *carotenoidi* (precursori della vitamina A).

Nei Cosmetici La ricchezza della frazione insaponificabile, unitamente alla particolare composizione in acidi grassi, rende ragione delle note proprietà nutrienti dell'olio di Avocado. Questo prodotto viene ampiamente utilizzato in cosmetologia per le ottime caratteristiche eudermiche e sebosimili, nutrienti e rigeneranti, che lo rendono indicato soprattutto per pelli secche, devitalizzate, ruvide, disidratate, eczematose o "spente". Le sostanze funzionali contenute nella frazione insaponificabile dell'olio di avocado sono infatti in grado di stimolare l'attività dei fibroblasti del derma promuovendo la sintesi di collagene solubile. I cosmetici contenenti olio di Avocado, o arricchiti con la sua frazione insaponificabile, sono particolarmente adatti nei trattamenti antirughe e antismagliature.

Olio di Cocco L'olio di Cocco, *Olio di copra* si ricava dai frutti della pianta del **Cocco**, *Cocos nucifera*, tipica delle coste tropicali di tutto il mondo.

I semi di questi frutti, le **noci**, opportunamente privati dell'involucro fibroso più esterno e di quello legnoso che li avvolge, sono bianchi, carnosi e saporiti. La loro mandorla, più o meno essiccata detta *copra*, è la materia prima per la preparazione dell'olio. Contiene circa il 65% di grasso.

A causa dell'elevato contenuto in grassi saturi, l'olio di cocco viene suggerito di evitarlo o consumarlo in maniera limitata. Non si può escludere la possibilità che il consumo persistente di olio di cocco aumenti il rischio di malattie cardiovascolari.

L'olio di cocco viene largamente impiegato nell'industria alimentare, come olio per fritture, nella preparazione di prodotti da forno e come base per burri e margarine vegetali.

Inoltre, può essere utilizzato come cosmetico nel trattamento della pelle e dei capelli, nonché come olio da massaggio naturale.

Si distingue per la fusione piuttosto brusca, che avviene intorno ai 24°C, mentre il suo punto di solidificazione si attesta intorno ai 15-20°C di conseguenza, si presenta come un olio nei climi più caldi e come un burro in quelli più freddi. In commercio si trova anche olio di cocco idrogenato, con punto di fusione più elevato, che rimane solido anche a temperature leggermente superiori ai 30°C.
La conservabilità dell'olio di cocco è notevole; si stima che l'olio di cocco non raffinato possa resistere all'irrancidimento per 6 mesi a una temperatura di 24°C senza subire alcun danno ossidativo. Applicato sul corpo sotto forma di creme e unguenti, l'olio di cocco espleta un'azione lenitiva ed emolliente donando elasticità e tono alla pelle arida. Viene pertanto usato in cosmetologia per la preparazione di latti grassi e saponi (ha un buon potere schiumogeno).

Olio di Germe di Grano   L'olio di germe di grano viene estratto dalla porzione "viva" del frumento, **il germe**, che occupa circa il 2-4% rispetto al peso complessivo del seme.

Se utilizzato in cucina, l'olio di germe di grano ha un sapore molto intenso. È abbastanza costoso per le sue caratteristiche e risulta facilmente deperibile, pertanto, la sua conservazione andrebbe effettuata al fresco ed al buio (preferibilmente in frigorifero). L'olio di germe di grano è considerato un vero e proprio alimento *nutraceutico*, cioè capace di nutrire con proprietà farmaceutiche.

L'olio di germe di grano vanta un utilizzo cosmetico piuttosto importante; trova applicazioni nel trattamento topico dermatologico delle smagliature, dei *cheloidi* (cicatrici), dell'infiammazione, della secchezza cutanea e dell'invecchiamento.

L'olio è un concentrato di molecole lipofile, ragion per cui i livelli di vitamine, acidi grassi e steroli vegetali sono decisamente superiori rispetto all'embrione intero. È un olio ricco di *vitamina* E ideale per prevenire le smagliature, di rassodare i tessuti, ridare tono e vigore alle pelli stanche e avvizzite.

Olio di Jojoba   L'olio di jojoba è in realtà è una cera, liquida a temperatura ambiente, prodotta dai semi della pianta di **Jojoba** (*Simmondsia chinensis*), pianta a portamento arbustivo delle zone desertiche della Arizona meridionale, del Messico nord-occidentale, e della California meridionale.

L'olio (cera) è presente in percentuale di peso con oltre il 50% nei semi della pianta.

L'olio di jojoba è una miscela di esteri cerosi, con catene medio lunghe (da 36 a 46 atomi di carbonio). Ogni molecola

154

consiste di un acido grasso e di un alcole grasso.

La presenza di trigliceridi (di norma inferiori al 2%) è considerata un indicatore di una possibile adulterazione.

L'olio non raffinato appare di colore paglierino chiaro a temperatura ambiente con un leggerissimo odore oleoso. L'olio raffinato è incolore (limpido come l'acqua) ed inodore. Solidifica a temperature inferiori ai 10 °C.

Diversamente dalla maggioranza degli oli vegetali composti prevalentemente da trigliceridi, l'olio di jojoba è chimicamente simile alle componenti cerose del sebo umano, di conseguenza una buona parte dell'olio e dei suoi derivati possono essere utilizzati in cosmesi, per prodotti per la cura della persona, soprattutto per la pelle ed i capelli.

L'olio di jojoba ha sostituito eccellentemente lo **spermaceti**, grassi di balena e capodogli, rispetto ai quali, per molti aspetti, è addirittura superiore e più versatile.

Si è notato che l'olio ha proprietà disinfettanti ed antimicotiche. Tali proprietà sono applicate in alcuni casi anche per la cura di malattie micotiche delle piante.

Possiede un ottimo assorbimento cutaneo. Emolliente e idratante è utile per la cura della pelle e per i capelli.

Olio di Semi di Lino L'olio di semi di Lino (*Linum usitatissimum*) è un olio che si ottiene dalla spremitura dei semi precedentemente essiccati o tostati. Nella sua composizione tipica ha un alto grado di insaturazione.

Il seme del lino contiene un 40-44% di olio, normalmente estratto con spremitura a freddo e solvente.

Olio ricco di acido linolenico, vitamina E e Lecitina. Ottimo antiossidante, previene l'invecchiamento della pelle, lenisce gli arrossamenti e le scottature.

Olio di Macadamia   L'olio di Macadamia è un olio vegetale estratto per spremitura a freddo dei semi della ***Macadamia integrifolia***, un albero sempreverde appartenente alla famiglia delle ***Proteaceae***, nativo delle foreste sud-orientali dell'Australia.

Racchiusa da un guscio particolarmente coriaceo, la mandorla è particolarmente ricca di sostanze oleose e attraverso un processo di pressatura a freddo, si ottiene un olio particolarmente ricco di acidi grassi monoinsaturi (50-60%), con un'ottima resa, pari a circa l'80%.

L'olio di macadamia riconosce importanti applicazioni sia in ambito alimentare che cosmetico. Grazie a queste caratteristiche, l'olio di macadamia mostra interessanti proprietà eudermiche. Risulta, per composizione, assai affine alla cute che lo assorbe con facilità.

In campo cosmetico, l'olio di macadamia viene quindi utilizzato nei prodotti idratanti per pelli secche, nei cosmetici *anti-aging*, nelle creme solari e persino negli oli da massaggio. Buona è anche la resistenza di quest'olio ai processi di ossidazione, garantita dalla frazione insaponificabile.

Olio di Mandorle Dolci   L'olio di mandorle si estrae per spremitura dei semi prodotti dalla pianta del **Mandorlo (*Prunus dulcis*)**.

Gli alberi di mandorle appartengono alla famiglia delle **Rosaceae** e al genere botanico **Prunus**.

A scopo alimentare e industriale si sfruttano due specie principali, la *Prunus dulcis* (**Mandorlo dolce**) e la *Prunus amygdalus* (**Mandorlo amaro**). Se non altrimenti specificato, con la dicitura "olio di mandorle" si intende dunque quello di mandorle dolci. L'odore e il sapore dell'olio di mandorle dolci sono delicati e ricordano in maniera distinta la mandorla.

Le mandorle sono frutti oleosi che contengono fino al 50% di lipidi stimati sulla sostanza secca.

L'olio di mandorle viene ottenuto per ***spremitura a freddo***, dato che irrancidisce facilmente, soprattutto se esposto alla luce e al calore.

Fitoterapia Per uso interno, l'olio di mandorle viene talvolta consigliato come rimedio contro la stipsi del lattante (1-2 cucchiaini da caffè) e produce un blando effetto lassativo anche nell'adulto.

La tradizione popolare consiglia l'olio di mandorle anche per la cura delle bronchiti, della tosse, dei bruciori di stomaco e dei disturbi renali.

D'estate, l'olio di mandorle andrebbe riposto in frigorifero e conservato in bottiglie di vetro scuro per garantire l'integrità dei grassi.

È un olio emolliente, antiinfiammatorio, elasticizzante. Previene le smagliature. Ottimo per massaggi di tutto il corpo.

Olio di Neem L'olio di Neem è un olio vegetale non alimentare estratto dai semi del Neem (*Azadirachta indica*), un albero sempreverde endemico del sub-continente indiano che è stato introdotto anche in molte altre aree dei tropici. L'olio è il più importante dei prodotti commercialmente disponibili derivati dalla pianta del Neem che è considerato un albero multiuso per la molteplicità di potenziali utilizzi delle sue parti o derivati.

L'albero di Neem è anche conosciuto come **Margosa Indica**.

Estrazione   I frutti del Neem sono simili per dimensione forma e colore alle olive verdi. L'estrazione dell'olio può avvenire dai semi con esocarpo o dai semi decorticati. La resa è molto alta con l'estrazione dai gherigli, semi decorticati, che contengono tipicamente oltre un 40% in peso di lipidi. Prima dell'estrazione i semi vengono essiccati al sole. L'estrazione può avvenire per spremitura a caldo, a freddo o con solvente. La tecnica di estrazione adottata dipende dall'utilizzo finale che si vuole fare dell'olio. Spremuto a freddo assume un colore marrone diverso dal colore giallo o ambra dell'olio raffinato o ottenuto con altre tecniche di estrazione.

Composizione   L'olio di Neem è composto prevalentemente (oltre il 90%) da gliceridi, soprattutto trigliceridi. Contiene anche steroli, tocoli ed una serie di composti, soprattutto triterpeni e limonoidi che gli conferiscono odore acre e sapore amaro. Ancora poco conosciuto, questo unguento naturale è un alleato prezioso della bellezza.

Benefici e Proprietà   L'olio di Neem puro non ha un odore molto gradevole. È di colore scuro (marrone-verde), ha un odore che ricorda l'aglio, è molto sensibile ai cambi di temperatura: un prodotto altamente delicato. L'olio di Neem è un toccasana per idratazione della pelle e per il benessere dei capelli in caso di secchezza, punte sfibrate e forfora. Se parliamo di pelle, invece, è un toccasana contro acne, psoriasi, eczemi ed è molto utile anche per allontanare pidocchi, zecche e pulci. In India e Bangladesh, viene utilizzato per la preparazione di cosmetici (sapone, prodotti per capelli, creme per l'igiene del corpo, creme per le mani) e nell'Ayurveda Unani e altre medicine tradizionali può essere indicato nel trattamento di una vasta gamma di afflizioni. Le indicazioni più frequentemente riportate sono malattie della pelle, infiammazioni e febbri. L'olio di Neem ha una lunga storia di uso umano in India e nelle regioni circostanti per una varietà di scopi terapeutici.

Olio di Nocciola L'olio di nocciola, come quello di noce, è aromatico, con un delicato sapore di nocciola e viene utilizzato sia a scopi alimentari che in cosmesi. È ottenuto dai semi dell'albero di Nocciole, *Corylus Avellana*, e possiede proprietà emollienti maggiori rispetto all'olio di mandorle a cui è molto simile.

Per il viso: l'olio di nocciola purifica le pelli grasse e acneiche perché libera i pori, debolmente astringente È seboriequilibrante, viene assorbito velocemente dalla pelle senza ungere e può essere usato per la puli-zia del viso. Agisce sulle rughe, è nutritivo, calma, tonifica e previene la disidratazione.

Per il corpo: l'olio di nocciola puro o miscelato ad altri oli e con l'aggiunta di oli essenziali è ottimo per il massaggio. Nutre le pelli mature e secche, è elasticizzante. Dona tono ed elasticità alla pelle, utile sulle smagliature e sulle cicatrici. Utilizzato in caso di eczemi secchi ed eritema solare, è conosciuto dalla tradizione popolare come impacco per mantenere la pelle giovane.

Sia l'olio di noce che quello di nocciola, devono essere ottenuti da **spremitura a freddo** per mantenere inalterati i preziosi contenuti.

Olio di Ricino   L'olio di ricino è un olio vegetale molto pregiato, che viene estratto dai semi della pianta del Ricino (**Ricinus communis**). Trova numerosi impieghi, tra cui per far crescere sani capelli e unghie, ciglia e sopracciglia, usato nella produzione di saponi, profumi e prodotti cosmetici. L'olio di ricino è un emolliente ed un condizionante con proprietà ammorbidenti ed idratanti. Può essere utilizzato sulla pelle e sugli apparati tegumentari capelli, unghie ecc. L'olio di ricino si può ottenere sia per pressatura a freddo che per estrazione con solventi. La resa totale oscilla tra il 35 e il 50%. Soltanto il prodotto di prima spremitura (a freddo) viene utilizzato come medicinale, mentre il resto trova applicazione nel settore industriale. L'olio di ricino 100% puro spremuto a freddo è utile a stimolare la crescita di capelli, ciglia e sopracciglia nonché a rinforzare le unghie.

Olio di Crusca di Riso   L'olio di crusca di riso è un grasso alimentare fluido, poco vischioso, color giallo paglierino, estratto dallo **strato esterno** del chicco e dal germe (embrione) del Riso (**Oryza sativa**).

La materia prima dell'olio di crusca di riso **non** *è la pula*. Al contrario, l'olio di crusca di riso è ottenuto per spremitura della sottile pellicola di rivestimento e del germe che avvolgono il riso integrale (semi greggio), quindi già **sbramato** (privato delle brattee o glumelle).

In termini tecnologici, l'estrazione dell'olio di crusca di riso (grezzo o raffinato, in base al metodo di produzione) si ottiene per spremitura, utilizzo di solventi alimentari e distillazione.

Antiossidanti dell'Olio di Crusca di Riso   L'olio di crusca di riso "grezzo" contiene circa il 2% di γ-*orizanolo* antiossidante.   Sono altrettanto rilevanti le concentrazioni di tocoferoli, cioè di vitamina E, e di altri fitosteroli.

È un olio ricco di acidi insaturi e di Omega3. Indicato per combattere la secchezza e l'invecchiamento cutaneo.

8 Complementi

Oli Vegetali Usati in Cosmetologia

Olio di Baobab   estratto dei semi della pianta del Baobab (*Adansonia digitata*), famiglia delle *Malvaceae*, pianta incredibilmente longeva e altissima, dal tronco liscio, forte e imponente, protagonista indiscutibile che si staglia sull'orizzonte dei paesaggi africani.

Ricco di acidi grassi, vitamina C, vitamina A e vitamina E, ideali per la cura dell'organismo, sia dall'interno che dall'esterno.

Olio di Borragine   Estratto dai semi della Borragine (*Borrago officinalis*) spremuto a freddo per il miglioramento della salute di pelle ed unghie.

Olio di Camelia   L'olio vergine ricavato dalla spremitura a freddo dei semi di tè *Camelia Sinensis* arriva dal Giappone ed è molto diffuso per le sue proprietà cosmetiche. L'olio è ricco di sostanze attive, tra cui spicca un principio vegetale idratante e nutriente, il *vitageno* F o *omega* 3, capace di prevenire l'invecchiamento cutaneo. Questo estratto è da sempre utilizzato per la cura della pelle e dei capelli.

L'Olio di Cumino Si ottiene dalla spremitura a freddo dei semi di **Nigella sativa**, famiglia delle **Ranuncolaceae**, una pianta originaria dell'Asia molto spesso utilizzata come spezia aromatica.

L'olio ottenuto è conosciutissimo in ambito fitoterapico, una vera e propria panacea per svariati malesseri. Tantissime sono infatti le sue proprietà. Immunostimolante, facilita la digestione, lenisce le irritazioni ed è usato, con estremi benefici, anche a livello topico per il massaggio.

L'Olio di Dattero del Deserto È ancora poco conosciuto in Italia e nel mondo. È un prodotto talmente prezioso da essere stato abitualmente barattato con l'oro. Nell'antico Egitto i faraoni lo utilizzavano per riparare i danni cutanei causati dal sole cocente e dal vento del deserto, per ridurre le cicatrici, per proteggere e rinforzare i capelli. Emolliente e idratante dopo doccia.

Olio di Enotera L'olio si estrae dai semi di una pianta erbacea biennale, l'**Oenothera biennis**, appartenente alla famiglia delle **Onagraceae**, una pianta erbacea bienne alta fino a 150 centimetri. L'Enotera è nota anche come **bella di notte, stella di sera**, rapunzia ed enagra. L'**olio di Enotera** viene utilizzato come integratore alimentare nel trattamento di svariate problematiche della funzionalità della pelle, assicurandone integrità ed elasticità. Questo olio ricco di *omega*-6 va bene anche per trattare **orticaria**, eczemi e psoriasi riducendo arrossamenti e prurito, grazie al potere antinfiammatorio insieme all'azione specifica sull'epidermide. Un buon rimedio anche per la pelle secca. La sera prima di coricarsi, è consigliato far assorbire qualche goccia di olio di Enotera direttamente sulla pelle del viso, oppure mescolato alla crema notte abituale, per ridurre le rughe.

Olio di Rosa Mosqueta   Detta anche *rosa muschiata*. È un olio vegetale molto famoso in cosmesi naturale e fitoterapia. Questo olio è ormai diventato uno dei principali rimedi per la cura della pelle sciupata, grazie alla sua efficace azione rigenerante e cicatrizzante dei tessuti cutanei. Ottenuto dalla **spremitura a freddo dei semi** contenuti nelle bacche della pianta, questo prodotto naturale è molto sensibile all'aria, alla luce e agli sbalzi di temperatura, e va incontro quindi a un rischio elevato di alterazione. Per queste ragioni è assolutamente necessario che sia di **buona qualità** e **certificato**, affinché mantenga intatto tutto il suo contenuto di sostanze preziose per la pelle.

Oleoliti   Gli oleoliti sono soluzioni oleose dei fitocomplessi curativi delle piante officinali.

Possono essere ottenuti per macerazione, da estratti fluidi liposolubili, per digestione solare, infusione e decozione.

Sono utilizzati sia nella medicina tradizionale, sia nella cosmesi.

I più comuni sono:

✽ oleolito di Iperico,

✽ oleolito di Calendula,

✽ oleolito di Arnica,

✽ oleolito di Elicriso,

✽ oleolito di Achillea,

✽ Monoi Tiaré, oleolito tradizionale della polinesia prodotto con fiori di Gardenia tahitiensis in olio di cocco.

L'**oleolita** è una preparazione farmaceutica che utilizza l'olio come solvente per estrarre principi attivi liposolubili mediante macerazione a freddo. La droga fresca, opportunamente sminuzzata, viene lasciata macerare in olio vegetale, solitamente di mandorle dolci, di jojoba e altri oli per svariati giorni. Previa filtrazione, si ottiene così un oleolita, un olio medicato ricco delle sostanze liposolubili estratte dalla droga, come gli oli essenziali.

In erboristeria gli oleoliti si utilizzano soprattutto per via esterna, anche per frizioni o massaggi: applicati sulla pelle vanno a costituire un film oleoso sulla superficie cutanea, che può avere varie finalità: emollienti, lenitive, antinfiammatorie e cicatrizzanti (iperico o calendula), o ancora antinfiammatorie ed antireumatiche per massaggi sportivi (arnica).

Le piante in olio vengono poi *lasciate a macerare per un tempo variabile da 6-30 giorni* in base alla pianta utilizzata.

Fin dal passato e soprattutto per le produzioni per uso personale, si usa esporre il recipiente della macerazione al sole:

questo significa sottoporre l'olio ad un aumento di temperatura andando a favorire l'estrazione dei principi attivi contenuti nella pianta e la fluidificazione dell'olio. Tuttavia questo sistema non è sempre valido poiché molte molecole contenute nelle piante, se esposte a calore, si alterano perdendo la loro funzionalità.

Perciò per alcune piante come per esempio l'Iperico, la Calendula, il Rosmarino e l'Elicriso la macerazione avviene al sole. Nel caso di piante più delicate invece è meglio porle in un posto all'ombra.

Una volta terminata la macerazione l'oleolito viene torchiato, filtrato e imbottigliato in recipienti scuri con chiusura ermetica e conservati in un ambiente fresco lontano da fonti di calore. In genere gli estratti oleosi hanno una conservabilità che va dai 6 ai 12 mesi.

Si consiglia sempre di preparare una quantità sufficiente per i propri bisogni, evitando lunghi peridi di stoccaggio.

Burri I burri di natura vegetale sono preziosi alleati per la bellezza e il benessere della pelle, dei capelli e delle unghie. Sono impiegati largamente nell'industria fitocosmetica e possiedono *virtù emollienti, idratanti, lenitive, protettive, antisettiche*.

Li troviamo in preparati per **proteggere le labbra**, *lipstick*, che nel gergo comune vengono spesso definiti semplicemente "burro cacao", in *maschere per capelli*, per nutrirli e far riacquistare lucentezza, in *burri per il corpo* per nutrire la pelle inaridita.

166

I burri vegetali più diffusi sono il di **Burro Karité** ricavato dai semi di *Vitellaria Paradoxa* o *Butyrospermum parkii*, burro vegetale dall'Africa, il **Burro di Mango**, si ricava dai semi del mango un burro vegetale dall'India, il **Burro di Cocco**, un burro vegetale dai Tropici e il **Burro di Cacao**, un burro vegetale dal Sud America si ricava dalle fave di un alberello chiamato *Theobroma Cacao*.

Bibliografia

[1] Richard Axel. La logica molecolare dell'olfatto. *Le Scienze*, (328):76–'83, Dicembre 1995.

[2] Richard Axel. Scents and sensibility: a molecular logic of olfactory perception. *Les Prix Nobel*, Dicembre 2004.

[3] Mara Bertona. *Il grande libro dell'aromaterapia e aromacosmesi.* Xenia.

[4] Paola Campagna. *Farmaci vegetali.* Minerva Medica.

[5] Franco Canteri. *Guida completa agli oli essenziali.* Edizioni il Punto d'Incontro.

[6] Fabio Firenzuoli. *Fitoterapia - Guida all'uso clinico delle piante medicinali.* Elsevier.

[7] Tobias Köllner, Jörg Degenhardt, and Jonathan Gershenzon. *Review Monoterpene and sesquiterpene synthases and the origin of terpene skeletal diversity in plants, in Phytochemistry,* volume 90.

[8] Luciano Scarponi. *Biochimica agraria.* Patron.

[9] Robert Tisserand. *Manuale di Aromaterapia - Proprietà e uso terapeutico delle essenze aromatiche.* Edizioni Mediterranee.

[10] Valerie Ann Worwood. *Guida completa all'Aromaterapia - Guarire con le essenze e i profumi.* Macro Edizioni.

Printed in Great Britain
by Amazon

37766776R00096